追補改訂版

精神科救急診療の実際

― 診療・看護・福祉に携わる人のために ―

江畑クリニック院長
前東京都立中部総合精神保健福祉センター所長
江畑 敬介

東京都立松沢病院副院長
坂口 正道

編 著

株式会社 新興医学出版社

執筆者

江畑敬介・坂口正道　編集

五十嵐禎人	都精神医学総合研究所研究員
梅津　寛	都立松沢病院精神科医長
江畑　敬介	前都立中部総合精神保健福祉センター所長 江畑クリニック院長
菊本　弘次	都立松沢病院神経科医長
坂口　正道	都立松沢病院副院長
杉山　章子	元都立荏原病院ソーシャルワーカー 日本福祉大学助教授
中谷　靖夫	前都立府中病院神経科病棟看護長
山本　紀子	前都共済青山病院神経科医長
吉澤　順	吉澤メンタルクリニック院長

（あいうえお順）

追補改訂版に寄せて

　平成6年に本書の初版が刊行された頃より，精神科救急に対する関心が大いに高まってきた．

　平成7年に厚生省保健医療局長通知「精神科救急医療システム整備事業について」が出された．その結果，全国の各自治体に次々と精神科救急医療システム事業が導入されていった．それから7年を経た平成14年2月1日現在の整備状況は，次のとおりである．47都道府県のうち45自治体で精神科救急医療システム事業が実施されている．実施されない県は2つだけである．さらに12指定都市のうち，5都市が同事業を実施している．これを見ると，精神科救急医療システムは着々と整備されてきているかに見える．しかし，その内実を見ると，精神科救急情報センターを設置している所は，都道府県で19カ所，指定都市で3カ所に過ぎない．さらに精神科救急情報センターを24時間運営している所は，都道府県で2カ所，指定都市で2カ所に過ぎない．しかもこれらの精神科救急の対象は，主として三次救急，すなわち入院治療を前提とした患者である．このような三次救急の整備はもちろん大切なことである．しかし精神科救急は，個体の社会的，心理的，医学的危機のすべてに対応できるものでなければならない．その意味からも，今後，救急外来診療に対応できる二次救急，緊急相談に対応できる一次救急が三次救急とともに整備され，それらが精神科救急情報センターによって有機的な連絡がとれるようなシステムが構築されるようになることを願っている．

　本書が精神科救急の充実とその実践の一助ともなれば，私共にとって望外の喜びである．

　　平成14年3月

執筆者を代表して
江畑敬介

序　文

　救急事例に出会うとき，一種の鮮烈な印象に打たれる。それは，一つにはその病のはなばなしさによるものであろうが，それだけではない。その病が救急事例化する際のできごとの強烈な非日常性によるのであろう。その非日常性は，暴力の領域に属することもあり，生きることへの厳粛な対決であることもあり，または滑稽性に属することもある。その意味で，救急場面はきわめて高い演劇性を備えている。

　それらの救急事例を日常性の側から見ると，医療と法律のぎりぎりのせめぎあいであったり，差し迫った生命の危機への対応であったりする。それを個々の事例から見ると，それらひとりびとりの心理的，社会的あるいは生命的危機なのである。

　本書は，そのような生き生きとした事例に基づいて，精神科救急診療の実際を懇切丁寧に述べている。執筆者はすべて，現に精神科救急に携わっているか，あるいはかつて携わっていた人々である。彼らの豊富な臨床経験からにじみ出る言葉からは，得られることも多いに違いない。また執筆者の中には，看護者とソーシャルワーカーも加わり，看護上の問題やソーシャルワーク上の問題も述べられているので，医師のみならず看護者やソーシャルワーカーにとっても有益な示唆に富んでいる。

　振り返って見れば，東京都が夜間・休日の精神科救急を開設したのが昭和53年11月であるから，すでに15年余の歳月が流れた。当時，精神科救急の開設は，精神医療者の中ですら必ずしも歓迎をもって迎えられたわけではなく，むしろ反対を唱える人も少なくなかった。そのことは，今日，全国至るところで精神科救急開設の動きがあることを思うとき，隔世の感を禁じ得ない。言うまでもなく，精神科救急は，地域精神医療と車の両輪をなすものであり，精神障害者の社会復帰を進める上でなくてはならないものである。

　本書は東京都の精神科救急での実践に基づくものであるが，今後，各地の実情にあった精神科救急体制が発展することを願ってやまない。

　　平成6年6月

都立松沢病院院長

金子　嗣郎

目　　次

I. 総　　論 ··· 1
1. 面接時の留意事項 ·· 1
   a. 面接の順序 ··· 1
   b. 面接時の距離 ··· 2
   c. 面接時の態度 ··· 2
   d. 面接過程 ··· 3
   e. 必要最少限の原則 ··· 3
2. 身体診察時の留意事項 ·· 4
3. 仮説検証的診断過程 ·· 4
4. 初診時に留意すべき法律的事項 ·· 6
   a. 受診申し込みが行われたか否か ······································· 6
   b. 入院が必要な場合にはいかなる入院形態に基づくか ····················· 7
   c. 入院告知が行われたか否か ··· 8

II. 診断と治療 ··· 10
1. 治療目標の設定 ·· 10
2. 救急入院治療の必要性の判断 ·· 11
3. 自殺危険性診断 ·· 13
4. 他害性診断 ·· 16
5. 入院治療の一般原則 ·· 17
   a. I 期（安静休養期） ·· 17
   b. II 期（危機介入期） ··· 18
   c. III 期（退院準備期） ·· 19
6. 保護室の使用上の注意とその治療上の意義 ································ 22
7. 危機介入的精神療法 ·· 25
8. クライシス指向的家族療法 ·· 27
   文　献 ·· 29

III. チーム医療の機能と構造 ……………………30
1. 看護上の問題 ………………………………30
はじめに ……………………………………30
a. 救急外来における対応上の留意点 …………31
(1)救急外来診察室の準備 …………………31
(2)患者来院時の対応上の留意点 …………31
(3)診察時の患者の状態と対応上の留意点 …33
(4)入院時（保護室入室時）患者の状態と対応上の留意点 …33
(5)家族および関係者への対応上の留意点 …33
(6)入院後の患者の状態の把握と対応上の留意点 …33
(7)転送あるいは退院時の留意点 …………34
b. 看護チームと病棟構造について ……………34
(1)勤務形態としての問題 …………………34
(2)病棟の構造と諸設備について …………35
c. 他科（ICUを含む）とのリエゾン ………36
おわりに ……………………………………36
2. ソーシャルワーク上の問題 ………………37
a. 救急事例とソーシャルワーク ………………37
b. 入院治療と援助 ……………………………38
(1)治療環境の整備 …………………………38
　ⅰ）身元の確認 …………………………38
　ⅱ）医療費の保障 ………………………38
　ⅲ）援助者の確保 ………………………39
　ⅳ）法律上の整備 ………………………39
(2)治療過程での援助 ………………………40
　ⅰ）院内職員および関係機関との連絡 …40
　ⅱ）家族への心理的な援助 ……………40
　ⅲ）日常生活援助 ………………………41
(3)退院準備 …………………………………41
　ⅰ）退院先 ………………………………41
　ⅱ）経済的保障 …………………………42
　ⅲ）社会復帰 ……………………………42
c. 救急医療と社会的援助 ……………………42

IV. 状態像による診断と対応 ……… 44

1. 精神症状を主とするケース ……… 44
- 症例 1. 幻覚妄想状態―急性増悪した精神分裂病 ……… 44
- 症例 2. 幻覚妄想状態―救急受診が治療への窓口となった精神分裂病 ……… 46
- 症例 3. 幻覚妄想状態―30年以上の飲酒歴をもつアルコール精神病 ……… 48
- 症例 4. 幻覚妄想状態―人格障害・覚醒剤精神病 ……… 50
- 症例 5. 精神運動興奮状態
  ―器質性疾患との鑑別が困難であった急性分裂病性挿話 ……… 52
- 症例 6. 錯乱状態―産褥期に発症した精神分裂病 ……… 54
- 症例 7. 躁状態―受診拒否をする躁うつ病 ……… 56
- 症例 8. 躁状態―治療中断していた躁うつ病 ……… 58
- 症例 9. うつ状態―焼身自殺を図ろうとしたうつ病 ……… 60
- 症例 10. うつ状態―一般救急病院から紹介された内因性うつ病 ……… 62
- 症例 11. 拒　絶―急性発症した精神分裂病 ……… 64
- 症例 12. 健　忘―警官に保護されて受診した心因性全生活史健忘 ……… 66
- 症例 13. 無為自閉的性格変化
  ―家族のサポートがないまま放置されていた慢性分裂病 ……… 68
- 症例 14. 昏　迷―職場で同僚を刺傷した精神分裂病 ……… 70
- 症例 15. 昏　迷―一人暮らしのため発見の遅れた精神分裂病 ……… 72
- 症例 16. 攻撃性―治療中断を繰り返している精神分裂病 ……… 74
- 症例 17. 攻撃性―精神病院への入院の恐怖を訴える急性妄想反応 ……… 76
- 症例 18. 独語・空笑―精神遅滞を伴う精神分裂病 ……… 78

2. 行動上の問題 ……… 80
- 症例 19. 自殺企図（飛び降り）―迫害妄想から自殺を図った精神分裂病 ……… 80
- 症例 20. 自殺企図（大量服薬）―未熟な人格を伴った心因反応 ……… 82
- 症例 21. 他　害―被害妄想に基づき「加害的被害者」となった精神分裂病 ……… 84
- 症例 22. 器物損壊
  ―迫害妄想から他人のアパートに逃げ込んだアルコール精神病 ……… 86
- 症例 23. 強迫的自傷行為―自らに縫い針を繰り返し刺し入れる精神遅滞 ……… 88
- 症例 24. とじこもり―保健婦のみに伴われて受診した精神分裂病 ……… 90
- 症例 25. 非　行―有機溶剤中毒を伴った人格障害 ……… 92
- 症例 26. 拒食・過食―母子共生を伴った不適応反応 ……… 94

症例 27．老人の興奮―嫉妬妄想から妻に暴力を振るった老年痴呆 ………… 96
3．意識障害・その他 …………………………………………………………… 98
　症例 28．せん妄―肋骨骨折による血気胸を伴った脳血管性痴呆 ……… 98
　症例 29．もうろう状態
　　　　　　―海外旅行の疲労が誘引となったてんかん性もうろう状態 … 100
　症例 30．意識障害―睡眠薬の大量服薬を伴ったアルコール性せん妄 …… 102
　症例 31．意識障害（？）
　　　　　　―意識障害の疑いで救命救急を受診した分裂病性昏迷 …………104
　症例 32．頭　痛―頭痛と吐き気を訴え救命救急を受診した境界性人格障害 … 106
　症例 33．けいれん重積発作
　　　　　　―不規則な服薬，過労，睡眠不足が誘因となったてんかん重積 … 108

V．リエゾン精神医療 …………………………………………………… 110
1．救命救急からのリエゾン ……………………………………………………… 110
　症例 34．自殺企図（飛び降り）
　　　　　　―骨盤骨折と出血性ショックをきたした覚醒剤精神病 ………… 110
　症例 35．自殺企図（向精神薬の大量服薬）
　　　　　　―昏睡状態で発見された精神分裂病 …………………………… 112
　症例 36．自殺企図（農薬の大量服薬）
　　　　　　―意識障害とけいれん発作でICUへ入院した老人性うつ病 …… 114
　症例 37．自殺企図後遺症（MRSA肺炎）
　　　　　　―ICUで肺炎を併発したうつ状態 ……………………………… 116
　症例 38．自殺企図後遺症（CO中毒）
　　　　　　―運転席に排ガスを引き込み意識消失した脳梗塞後のうつ状態 … 118
　症例 39．頸部切創―登山ナイフで首を切った精神分裂病 ………………… 120
　症例 40．胸腹部切創―包丁で胸腹部を刺した精神分裂病 ………………… 122
　症例 41．術後せん妄―胃癌の開腹手術 ……………………………………… 124
　症例 42．錯乱状態―睡眠薬の大量服用をした陳旧性脳梗塞 ……………… 126
2．精神科救急のリエゾン ………………………………………………………… 128
　症例 43．骨　折
　　　　　　―暴力行為により右第3中手骨の骨折をしていた精神分裂病 …… 128
　症例 44．骨　折―ビルの3階から飛び降りて
　　　　　　両踵骨を骨折したアルコール精神病 ………………………………130

症例45. 全身衰弱（意識障害？）
　　　　　—低血糖ショックをきたしたアルコール依存 ················· *132*
　　症例46. 悪性症候群—入院3日目より発熱をきたした急性分裂病 ········ *134*

VI. 社会・文化的問題 ·································· *136*

　　症例47. 外国人（発展途上国のケース）
　　　　　—言語的コミュニケーションが困難であった精神分裂病 ········· *136*
　　症例48. 外国人（先進国のケース）—家族が日本の医療に不信なため
　　　　　治療途中で帰国した精神分裂病 ···················· *138*
　　症例49. 浮浪者
　　　　　—欠陥状態を呈し他人の家への侵入を繰り返した精神分裂病 ······ *140*
　　症例50. 暴力団—飲酒によるフラッシュバックを呈した覚醒剤精神病 ······ *142*
　　症例51. 暴力団—医療サービスを受けられなかった覚醒剤精神病 ········ *144*
　　症例52. 徘徊老人—家族と外出中に迷子になった老年痴呆 ············ *146*
　　症例53. エイズ恐怖—妻と無理心中を図ろうとした心因性反応 ········· *148*

VII. ソフトな精神科救急 ······························· *150*

1. 外来ケース ···································· *150*

　　症例54. 不　眠—不安神経症 ························· *150*
　　症例55. 不　安（パニック）—不安神経症 ················· *152*
　　症例56. 焦　燥—不安神経症 ························ *153*
　　症例57. 心気症状—心気神経症 ······················· *154*
　　症例58. 被害妄想—精神分裂症 ······················· *155*
　　症例59. けいれん（リエゾン）—アルコール離脱症状 ············ *156*
　　症例60. 幻覚妄想状態（急性覚醒剤中毒）—覚醒剤精神病 ·········· *157*
　　症例61. 過呼吸症候群—ヒステリー ····················· *158*

2. その他の社会的問題 ····························· *159*

　　症例62. 単身者の休息入院—慢性分裂病 ··················· *159*
　　症例63. 児童の救急事例—不安・困惑発作 ················· *160*
　　症例64. 痴呆？—痴呆を疑われたせん妄 ··················· *161*
　　症例65. 独居の痴呆老人—老年痴呆 ····················· *162*
　　症例66. 34条（移送入院） ························· *163*

VIII. 資　　料 ……………………………………………… *165*
1. 精神科救急と指定医業務 ………………………………… *166*
2. 精神科夜間休日救急診療システム ……………………… *167*
3. 夜間休日精神科救急診療録―医師用 …………………… *168*
4. 夜間休日精神科救急診療録―看護用 …………………… *170*
5. 東京都における児童と老人のための相談窓口 ………… *172*
6. 医療保護入院のための移送 ……………………………… *175*

表 1. 急性器質性脳疾患患者の初期スクリーニング ……………… *6*
表 2. 精神科救急の臨床実践的役割 ………………………………… *10*
表 3. 入院適用基準として積極的に考慮すべき項目 ……………… *12*
表 4. 希死患者に対する逆転移感情と防衛様式 …………………… *14*
表 5. 自殺危険性診断基準 …………………………………………… *15*
表 6. 自殺のハイリスク項目 ………………………………………… *16*
表 7. 他害性のハイリスク・グループ ……………………………… *16*
表 8. 危機介入病棟での治療過程の一般原則 ……………………… *21*
表 9. 隔離対象となる患者に関する事項 …………………………… *22*
表10. 保護室へ患者を隔離する場合の遵守事項 …………………… *23*
表11. 保護室のもつ治療上の意義 …………………………………… *24*

図 1. 救急事例の流れ ………………………………………………… *9*
図 2. 危機の発生過程 ………………………………………………… *25*
図 3. 精神保健福祉法第24条通報処理書 …………………………… *32*
図 4. 精神科救急外来と保護室 ……………………………………… *35*

―――――ひとくちメモ

1. 診察を始める前に……24
2. 緊急措置診察について……65
3. 自助グループ……93
4. 応急入院制度の実用性……107
5. 「先生！保護室で……」……109
6. 「先生，淋しいんです。……」……113
7. 自殺企図と後遺症……115
8. 「嘘のような話で恐縮ですが……」……119
9. 「初老期痴呆で治りません。……」……123
10. 頻回な救命救急受診者には気をつけて！……125
11. 区市町村長の同意による医療保護入院……127
12. 骨折こぼれ話……129
13. ICUの現場から……133
14. アフター5の患者たち……147
15. 「目」にはくれぐれも注意を！……149
16. ソフト Q^2 のすすめ……151

I. 総　　論

1. 面接時の留意事項

　救急診療における面接には通常診療における面接と異なるものがある。救急診療場面では，患者のみならず，同行してきた家族や警官などの感情的緊張がきわめて高いため，面接の場における感情的緊張も高くなりがちである。そのような面接の場に連れて来られた患者はしばしば，怒り，不安，恐れなどの感情に満たされている。

a. 面接の順序

　救急面接では，意識混濁，錯乱，激しい精神運動興奮，言葉のサラダに至るほどの思路障害，拒絶症などのためにコミュニケーションがきわめて困難な事例が多いため，患者から直接の病歴聴取も困難な場合が多い。したがって，一般に患者自身から得られる病歴の情報量は少ない。時には，姓名や年齢さえ明らかでない事例が稀ならずある。そのうえに，生命の危険を孕んだ病態，たとえばクモ膜下出血患者や糖尿病性昏睡患者なども稀ではないので，早急な対応が迫られる。したがって通常診療の場合とは異なり，患者に同行してきた人の中で最も病歴に関する情報量が多い人から先に病歴を聴取するのが適切である。
　同行者から病歴を聴取する場合に，患者もそこに同席した方が良い。それによって，患者は自らが救急受診にもたらされた事由を理解する契機となることが期待される。さらに患者の同行者はとかく，患者を救急受診させた動因について，患者の居ない所で，あるいはひそひそ声で話そうとすることがしばしば見られる。それによって，被害妄想のある患者では，面接者も救急受診の発動者と同一視され，患者への迫害者と見なされがちなように思われる。患者の同席した所で同行

者から病歴を聴取することによって，面接者は患者から家族や警官など救急受診を発動した者と同一視されることを避け，患者にとって当初から治療者として認識されるようになることが期待できる。それは，患者とのコミュニケーションの樹立にとっても大切である。また同行者の述べる病歴に対する患者の反応の仕方を観察することによってより多くの精神症状の所見を得ることができる。

b. 面接時の距離

　面接の場は感情的緊張が高まりがちなので，まず患者も同行者も安らぎを感じるものでなければならない。それは，面接者自身の感情的緊張が高まらないためにも必要である。そのためには，まず患者と面接者の距離が適切に保たれている必要がある。その距離は，患者が圧迫感を感じるほど近くなく，かと言って疎遠感を感じるほど遠くない距離であることが必要である。それは言い換えれば，面接者が脅威や圧迫感あるいは疎遠感を感じない距離であり，比較的心地良く面接できる距離を保つ必要がある。

c. 面接時の態度

　面接者は，感情的緊張の高い場であることを十分に自覚して，冷静さを失わずに，患者に対して十分な関心を示し，受容的に接することが必要である。

　受診者は，価値判断的には問題のある行動を起こした結果として受診したのである。そのような患者に対して，詰問的，批判的，価値判断的にならないよう十分な配慮が必要である。「なぜ」，「どうして」という言葉は詰問の響きを帯びやすいので，できうる限り避け，詰問の響きを帯びない表現で尋ねるように工夫する必要がある。たとえば，「なぜ，今日こちらを受診したのですか」は，「今日こちらを受診になった事情をお話下さいませんか」とするのも1つの工夫である。さらに「どうして，そんなことをしたんですか」は，「そんなことをしてしまったのは，どんな事情だったのですか」あるいは「そんなことをしてしまったのは，余程の事情があったのでしょうね。少しその事情をお聞かせ下さいませんか」なども工夫であろう。

d. 面接過程

　面接過程は，開始期，中期，終結期の三期に分けられる。

　開始期には，挨拶と自己紹介と相手の名前の確認から始まり，救急受診になったきさつ，あるいは警官に保護されたきさつなど，患者にとって「今，ここ」で問題になっていると思われることから出発して，現病歴を明らかにする。

　中期には，できるだけ話の流れを妨げないようにしながら，精神的現在症，既往歴，生活歴，家族歴を明らかにする。話の流れに合わないが，診断，治療計画，予後の判定に必要な質問はできるだけ後まわしにする。面接者にとっては重要ではあるが，患者にとってはなぜ質問されるのか分からないであろうと思われる質問をする時には，話題が変わること，あるいは検査のために必要であることなどを予め述べ，患者に混乱や猜疑心が起こらないように留意する。たとえば，「少し話がかわりますが，……」，「検査のためにお聞きするのですが，……」などの表現の挿入句も1つの例である。

　終結期には，面接によって高進した患者の感情的緊張状態を静めるように努めながら，診断の結果と見通しについて述べる。最後に，患者が話足りなかったこと，あるいは尋ねたいことがないかを確認する。

e. 必要最小限の原則

　救急場面での診断面接では必要最小限の原則を守ることが大切であるように思われる。診断と治療のために，必要最小限の病歴聴取と精神症状の把握にとどめ，詳細な病歴聴取と精神症状の把握は求めないほうが適切である。

　救急受診は，精神症状を行動上の問題として現した結果であり，このように衝動抑制がとり難くなっている患者では，詳細な病歴聴取は患者の葛藤領域に触れ患者を不安におとしいれ，さらに衝動抑制がとり難くなる可能性が増大する。それによって，精神症状の増悪と行動上の問題も増大するように思われる。このように行動化し易い患者の場合には，やはり感情葛藤領域に触れる可能性のある詳細な病歴聴取は，新たなる行動化を誘う危険があり避けるべきである。

2. 身体診察時の留意事項

　身体所見のとり方は，通常診療の場合と同じであるが，救急診療では外傷精神病や覚醒剤精神病あるいは自殺企図者が稀ならず受診するので，以下のことに留意することが特に重要である。意識，呼吸，血圧，脈拍などの生命徴候および外傷の有無は外傷精神病の診断に重要である。注射痕の有無は覚醒剤精神病の診断に重要である。手首カッティング痕や縊首痕は，患者の自殺企図を知る手掛かりとなり，自殺防止のために重要である。

3. 仮説検証的診断過程

　救急診療においても，通常診療の場合と同じく，診断がその後の治療と処遇のために重要であることは論を待たない。ところが救急診療においては，限られた時間に限られた情報量という状況の中で，迅速な診断と治療がなされなければならない。しかも精神科救急と言えども，急性器質性脳障害のように生命的危機を孕んだ患者も稀ならず受診するので，その診断過程はきわめて緊張の高いものとなる。さらに救急診療では，意識混濁を呈する外因反応型は決して稀ではない上に，内因性精神障害の場合でも，意識変容を呈するほどの激しい精神運動興奮や昏迷をきたし，そのため救急受診となる事例も少なくない。しかも救急診療では十分に病歴を聴取できることはむしろ稀であり，身体疾患および精神疾患の既往歴，生活歴や家族歴が不詳であるばかりではなく，姓名や年齢さえも不詳の場合がある。したがって器質性精神障害と機能性精神障害の鑑別は，治療上重要であるにもかかわらず，このように限られた情報量の中ではそれがはなはだ困難な事例も稀ならず見られる。

　このような救急診療では，精神的現在症と身体的現在症を含めて，得られた情報から仮説検証的に診断を進めていくのが適切である。すなわち得られた僅かの現病歴，身体所見，精神的現在症などから仮説的診断を構成し，その仮説的診断を1つずつ検証しながら最終診断ないしは暫定診断に至る。通常診療の場合も，

漫然と問診したり，漫然と検査をして診断に至るわけではなく，やはり診断的仮説を立てながら問診したり，検査している。しかし通常診療では，時間的に差し迫っているわけではないので，診断的仮説を立てながら順々に検証していく過程は必ずしも明瞭に自覚しながら行われているわけではないように思われる。

ところが救急診療では，限られた時間と情報量の中で，しかも生命的危機を孕んだ疾患の可能性もある中で，緊急に治療的対応をしなければならないために，仮説検証的診断過程が自覚的かつ意図的に進められなければならない。この仮説検証的診断過程を進めるにあたっては，仮説的診断に優先順位が付けられなければならない。優先順位の第1は，生命的危険度の高い疾患である。第2は，治療による回復可能性である。この2つを基準にして仮説的診断を立て，それを検証するのに必要な情報を収集しながら，仮説的診断に基づく治療を行うことになる。その治療に対する反応もまた，次の仮説的診断を立てるための有益な臨床情報となる。

たとえば救急診療ではしばしば出会う事例であるが，意識変容を伴うほど激しい精神運動興奮ないし錯乱のために受診した例で，その精神症状と現病歴から，急性器質性脳障害と躁病性興奮と緊張病性興奮の3つの疾患の可能性が考えられたとしたならば，次のように仮説検証的診断過程が進められることになる。第1優先順位の生命的危険度から急性器質性脳障害を第1段階の仮説的診断とし，それに対する種々の検証と治療を行うことになる。もし急性器質性脳障害が否定されたならば，第2の優先順位として，ある種の治療による回復可能性に基づき躁病性興奮を第2段階の仮説的診断とし，それに対する検証と炭酸リチウムなどによる治療を行う。もし躁病性興奮が否定されたならば，緊張病性興奮を第3段階の仮説的診断として治療を行うことになる。この第1段階から第3段階までの仮説検証的診断過程の途中で，第4，第5の可能性が生じたならば，生命的危険度と治療による回復可能性の優先順位に基づいて仮説検証を続けて最終診断に至ることになる。

また状態像診断として，昏迷状態と意識障害の鑑別が困難な事例に時として遭遇することがある。その場合には，仮説検証的診断過程の優先順位に基づいて，当然のことながら，生命的危険度の高い意識障害を第1段階の仮説的診断として，それに対する検証と治療を行うことになる。しかし，仮説検証的診断に基づくあ

る種の治療がいかに有効であると考えられるとしても，その疾患でなかった場合に想定される疾患を増悪する可能性がある場合には差し控えなければならない。

ところで精神科救急であっても，急性器質性脳疾患患者が受診することが稀ならずあるので，それらを機能性精神病から早急に鑑別する必要がある。その鑑別の際には，W.ドゥービンらによれば，表1のごとく4つの指標が重要である。

表1の中の1つ以上が認められる場合には，器質的な脳障害を疑い，それに基づいた仮説検証的な診断過程を先行するのが適切である。

表1. 急性器質性脳疾患患者の初期スクリーニング

1) 失見当識
2) 生命徴候の異常
3) 意識混濁
4) 精神障害の既往症のない40歳以上の患者

4. 初診時に留意すべき法律的事項

精神障害者の人権を保護するために，精神保健福祉法は種々の規定を設けている。精神科救急の初診段階で留意すべき事項は，受診申し込みが行われたか否か，入院が必要な場合にはいかなる入院形式に基づくか，入院告知が行われたか否か，の3点である。

a. 受診申し込みが行われたか否か

精神科における診察を受けさせること自体が患者の人権侵害になるとの考え方があるので，受診申し込みが行われたか否かは診察の前に確認しておかなければならない。受診申し込みは，本人ないしは保護義務者によって申し込まれなければならない。ただし，次の場合には，本人ないし保護義務者による受診申し込みがなくても診察できる。

① 痙攣重積や服毒自殺による意識障害などのように緊急に治療しなければ生命に危険があると考えられる場合．（民法698条　緊急事務管理）
② 精神障害又はその疑いのある者について，自身を傷つけ又は他人を害するおそれが著しく，緊急に処置を必要とする場合には，知事の命令を受けて精神保健指定医が診察をすることができる．（精神保健福祉法29条の2　緊急措置診察）
③ 自傷ないし他害のおそれはないが早急に医療および保護が必要であるが，本人のみならず保護者の同意が得られない場合において，応急入院の指定病院では精神保健指定医の診察を行わせることができる．（精神保健法33条の4　応急入院）

b. 入院が必要な場合にはいかなる入院形態に基づくか

精神保健法では，入院形態として，次の6つがある．

① 任意入院（精神保健法　第22条の2）
できるだけ本人の同意に基づいて入院が行われるように努める必要がある．その場合には，本人が自ら入院に同意したことを記した文章を受け取ることが必要である．

② 医療保護入院（同法　第33条）
本人の同意が得られないが，医療と保護のために入院の必要がある場合には，保護者の同意によって入院させることができる．保護者には，後見人，配偶者，親権を行う者，扶養義務者がなることができる．保護者が居なかったり，居ても連絡がとれなかったり，その義務を拒否する場合には，市町村長が保護者となる．但し，扶養義務者は4週間以内に家庭裁判所から保護者としての選任を受けなければならない．

③ 措置入院（同法　第29条）
自治体首長の命令により2人以上の精神保健指定医の診察の結果，自傷ないし他害のおそれのある精神障害者であって，医療ないし保護のために入院が必要であるとの意見が一致した場合には，都道府県の設置した精神病院もしくは指定病院に入院させることができる．

④ 緊急措置入院（同法　第29条の2）

自治体首長の命令により緊急に1人の精神保健指定医が診察した結果，直ちに入院させなければ，その精神障害のために自傷ないし他害のおそれが著しい場合には，72時間以内に限り，都道府県の設置した精神病院もしくは指定病院に入院させることができる．

⑤ 応急入院（同法　第33条の4）

昏迷や意識障害のように早急に入院が必要であるが，保護者の同意が得られない場合においては，1人の精神保健指定医の診察によって，72時間以内に限り，応急入院指定病院へ入院させることができる．

以上5つの入院形態のうち，救急診療場面で必要となるのは主として，任意入院，医療保護入院，緊急措置入院，応急入院の4つである．

c. 入院告知が行われたか否か

上記のいずれの入院形態によるとしても，本人にはいかなる入院形態によって入院となるかを書面で告知しなければならない．

以上の3点に留意しながら，救急事例の法制度上の流れを図示すると図1のようになる．

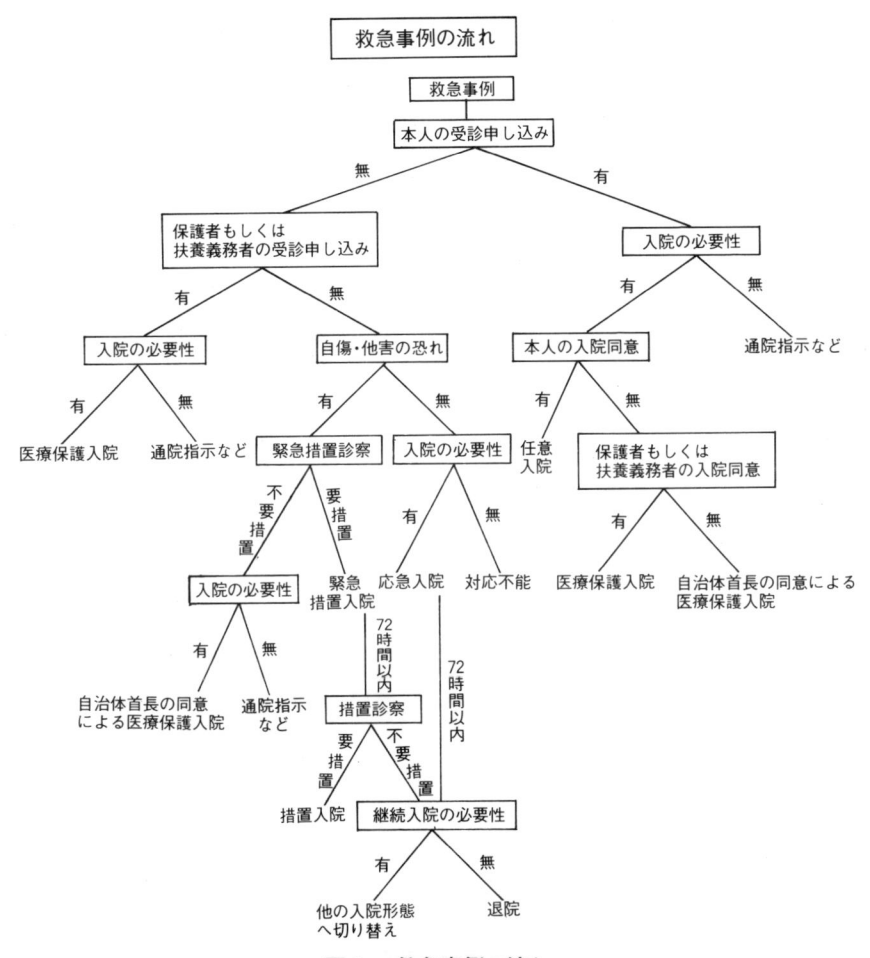

図1. 救急事例の流れ

注1) 保護者とは，①後見人，②配偶者，③親権を行う者，④扶養義務者のうちから家庭裁判所が選任した者である。
 2) 扶養義務者による医療保護入院は，家庭裁判所による選任が行われるまでの4週間に限る。
 3) 緊急措置診察は，知事の命令により1名の精神保健指定医によって行われる。
 4) 措置診察は，知事の命令により2名の精神保健指定医によって行われる。
 5) 措置入院および応急入院は，知事の指定する病院においてのみ可能である。
 6) 応急入院は，応急入院指定病院において1名の精神保健指定医の診察によって行われる。

II. 診断と治療

1. 治療目標の設定

　精神科救急診療においては，救急事態を救急事態でなくすることが治療目標であり，救急事態をもたらした原疾患そのものの治療が目標ではない。しかしながら原疾患の治療が救急事態の解消に必要であれば，当然それも行われなければならない。しかしながら，救急事態における「救急」を定義することは，はなはだ困難である。しかし，われわれは臨床実践的側面から，「救急」を個体の「社会・心理・医学的危機」と定義している。その臨床実践的役割は表2のごとく6つである。

表2. 精神科救急の臨床実践的役割（L. ハンコフ）

1.	急性発症の精神症状を早急に治療し，慢性化を避けること
2.	精神症状発現がなくても危機状況にある個人ないし家族に対して危機介入療法を行うこと
3.	救急医療によって入院医療が防止できる場合があること
4.	救急医療の重要な役割の1つは，まだ外来治療で行える患者に対して，家庭訪問して患者の家族関係や地域の施設との関係の全体を把握して入院をとどめること
5.	救急医療は，入院を必要とするがそれを拒否する患者または家族が入院に合意しない場合に適用される
6.	切迫した事態でないにもかかわらず援助を求めてくる患者が多くいる。彼らは，救急医療機関を通してしか援助を求められない人々であると考えられる。そのような患者に対して，救急医療がまず行うべきことは，治療の橋頭堡を築くこと，すなわち治療関係を成立させ治療を受け入れるようにすることである。

2. 救急入院治療の必要性の判断

　救急医療においては，入院適用の判断に関与する要因は多様である。それらの要因には，診察者によって自覚されている要因ばかりではなく，自覚されないままに入院適用の判断に影響している要因もある。この自覚されない要因をできるだけ少なくすることによって，より妥当性をもった入院適用の判断が可能となる。それによって，入院治療の目的がより明確になり，さらにはその後のケースワークがより効果的に行えるようになる。

　入院に関与していた要因として，以下のように数多くの要因が報告されている。

① 患者側の要因
　　臨床症状の重篤性
　　自傷ないし他害のおそれ
　　入院歴
　　身体医学的問題
　　治療可能性
　　治療動機
　　患者からの入院要求
　　良好な予後
　　身だしなみの悪さ

② 家族社会的要因
　　地域社会の中での支持体制の欠如
　　家族からの入院要請
　　他院ないし他施設からの入院紹介
　　入院以外の精神医療体制の整備の程度

③ 医療者側の要因
　　入院施設の条件
　　医療者自身の生活史と社会文化的背景による偏見
　　患者とコミュニケーションし難い場合
　　患者に好感をもつ場合
　　臨床経験が浅い医師の場合

このように，入院適用の判断には医療者側が積極的に考慮すべき要因と，考慮すべきではないが無自覚的に関与している要因がある。たとえば，患者の身だしなみの悪さ，医療者自身の生活史と社会文化的背景による偏見，患者とコミュニケーションし難いこと，患者に好感をもつ場合，臨床経験が浅いことなど，一般に入院適用の判断に関与しているとは考え難い要因が影響している場合もある。それら無自覚的に影響している要因をできるだけ自覚化することによって，入院適用の判断はより妥当なものとなる。

したがって入院適用には，無自覚的要因をできるだけ排除し，積極的に考慮すべき要因が用いられなければならない。それには，表3のような項目が挙げられる。

表3．入院適用基準として積極的に考慮すべき項目

1. 臨床症状の重篤性
2. 自傷ないし他害のおそれ
   ここで言う，「おそれ」とは将来における危険性の予測を求められているのではなく，「絶えざる現在」（西山）の危険性を認知することが求められているのである。
3. 治療可能性
   救急入院治療の目標を明らかにし，それが入院によってある程度は達成されると予測されることである。
4. 身体医学的問題
   単に症状性精神病ないし器質性精神病の場合だけではなく，服毒による意識障害や飛び降り自殺未遂による骨折など入院治療を必要とする身体合併症がある場合である。
5. 支持体制の欠如
   もし適切な援助者（施設）がいたならば，入院治療が必要でない場合でも，そのような援助者（施設）がいないために症状の悪化ないし自傷ないし他害のおそれが増すと判断される場合がある。また患者がその同居者との間に感情葛藤があり，そこへ帰すことが病状の悪化ないし自傷・他害のおそれが増すと判断される場合である。

3. 自殺危険性診断

　自殺は精神障害者の主要な死因である。精神障害は自殺の転帰をとる場合が一般人口に比して遥かに高く，長期的に見れば「死に至る病」であると言っても決して過言ではない。したがって自殺の危険性を診断し，できる限りその防止に努めることは救急精神医療のみならず通常の精神医療においても重要である。それは，身体救急が危篤に瀕した患者の救命に努めるのと同様である。しかし自殺危険性の診断は，身体救急における危篤状態の判断より遥かに困難である。その困難な理由として，次の3つが考えられる。

① 自殺危険性には客観的判断根拠が乏しく，もっぱら陳述された患者の主観的体験によっていることである。
② 自殺へ至る心理過程がしばしば了解性を超えていることである。つまり健常者の心理から見れば，精神障害者の自殺はしばしば意外性と唐突さに満ちている。
③ 自殺危険性の判断に診察者の逆転移感情が介入し，理性的な判断ができなくなることが稀ではないことである。たとえば，対人関係のみならず治療関係を操る手段として自殺をほのめかしたり，自殺を企てたりする患者に対した時に，診察者の嫌悪，憎悪，忌避，不安などの否定的感情が生じるのは当然であろう。このような否定的感情のために，理性的な自殺危険性診断が困難になるような救急場面に遭遇することは稀ではない。しかし，そのような患者もまた何らかの緊急援助を求めているのである（表4）。

表 4. 希死患者に対する逆転移感情と防衛様式

診察者が希死患者に接した時に、自らの心に起こる逆転移感情に気付かずにいると、患者を拒絶したり、その患者がどんな援助を必要としているかの判断を誤ることにもなりかねない。希死患者に接した時に生じる逆転移としての憎悪の感情に対して診察者のとりがちな防衛様式として次のようなものがある。

1) 抑圧によって、眠気、不安、焦燥を感じたりする
2) 憎悪を診察者自身に取り入れることによって、無能力感、絶望感、不全感などを生じる
3) 反動形成によって、過剰な気遣いをしたり、助けたい治したいという差し迫った気持ちになる
4) 憎悪を投影することによって、診察者が患者を憎悪するのではなく患者が診察者を憎悪して殺してしまうのではないかと恐れる
5) 現実を歪曲もしくは否認して、共感性を失って無関心となり、治療を忌避する

　希死患者に接した時に、診察者の心にはこのような逆転移感情が生起していることを十分に自覚することによって、有効な自殺危険性の診断と援助が可能となる。

【自殺危険性に関与する要因】

　自殺危険性に関与する要因は、次の6つに分けることができる。
① 精神症状
② 自殺への意図の強さ
③ 社会生活様態
④ 援助者の存在
⑤ 自殺未遂歴
⑥ 精神科治療歴

　C. ハットンらは、以上6つの要因を14指標に分けて、臨床的に有用な自殺危険性診断基準を提案している（表5）。

表5. 自殺危険性診断基準（C. ハットンら）

症状・行動	危険性の程度		
	低	中	高
不安	軽度	中度	高度ないしパニック
抑うつ	軽度	中度	重度
孤独・引きこもり	やや孤独感はあるが引きこもりなし	軽度の無力感，絶望感があり，引きこもっている	無力感あり，絶望し引きこもり，自己嫌悪する
日常生活	ほとんどの活動ができる	いくつかの活動に支障がある	どの活動もうまくできない
社会的交流	いくつかある	少しはある	ほとんどない
現実処理手段	通常は建設的	建設的なものもある	通常は破壊的
重要なる他者	数人	1～3人	0～1人
精神医学的援助の既往	ないが援助を受けることに肯定的	あり，その援助にほぼ満足している	受けた援助に満足していない
生活様式	安定	ほぼ安定ないしやや不安定	不安定
アルコール・薬物乱用	滅多に乱用しない	しばしば乱用	いつも乱用
自殺企図の既往	ないか，致命性の低い企図	中等度の致命性をもつ企図を0～数回	高度の致命性をもつ企図を0～数回
失見当識・人格解体	なし	軽度	顕著
敵意	なし	軽度	顕著
自殺計画	希死念慮がほのかに現れるが，具体的計画なし	しばしば希死念慮あり，ときどき，具体的計画をもつ	具体的計画を絶えずもっている

　C. ハットンらは，表5の指標の中でも特に自殺の危険性の高い指標として，表6の5項目を挙げている。

表6. 自殺のハイリスク項目 （C.ハットンら）

1. 頻回の致死性の高い自殺企図
2. アルコール乱用
3. 孤独と引きこもり
4. 失見当識と人格解体
5. 敵意

4. 他害性診断

　救急医療において「他害のおそれ」の有無と程度は，治療的介入の選択にとって重要である。ところで救急医療に求められている「他害のおそれ」の診断は，将来における危険性の予測ではなく，「絶えざる現在」（西山）における危険性の認知なのである。入院時に暴力のおそれがあると認知された患者の多くは，入院後72時間以内に，実際に危険な行動を示したと報告されている（D.マックニール）。ところで精神障害者の暴力に関与する要因として，表7の5点が挙げられる（M.カラコウスキーら）。

表7. 他害性のハイリスク・グループ （M.カラコウスキーら）

1. 神経学的障害があること
2. 広汎な家族障害があること
3. 薬物乱用をしていること
4. 自殺企図があること
5. 暴力事犯の犯罪歴

5. 入院治療の一般原則

　ここでは，精神分裂病などの機能性精神病についての一般原則を述べる。
　救急入院治療は，疾患そのものの治療を目的としているのではなく，救急事態を救急事態でなくすることを目的としているので，その入院期間は短く，一般に4〜12週である。その治療過程は，Ⅰ期（安静休養期），Ⅱ期（危機介入期），Ⅲ期（退院準備期）に分けられる。

a. Ⅰ期（安静休養期）

　その経過は約1〜2週間である。薬物療法は向精神薬の非経口投与による急速鎮静法を主とし，経口投与を従とする。それによって最初の約1週間は終日傾眠させ，摂食と排泄のみを行い得るほどに鎮静することが，病状の早期改善と病相期の短縮のために適切である。しかし急速鎮静法を行っても病状の改善が得られず，自殺の危険が差し迫っている場合，あるいは昏迷ないし精神運動興奮が持続する場合には，病状の改善と病相期の短縮のために，電気ショック療法がしばしば有効である。そのほとんどの場合に2〜5回で有効性を示し，そのあとは再び薬物療法へとつなぐことが適切である。
　一方，救急入院患者には外傷その他の身体合併症を伴う者も少なくなく，あるいは拒食による身体衰弱，さらに急速鎮静法に伴う身体管理の必要から，この時期に身体ケアは肝要である。
　また救急入院患者は，一般的価値観からみれば，かなりの問題行動の結果として救急受診しているので，精神療法的には，このような彼らに価値判断的に接することは禁物である。彼らには，価値判断的になることなく，かつ批判的になることなく接し，ひたすら安静と休養を指示する。この期に十分な身体的休養と精神的安静を得させることができるならば，その後の回復過程は順調であることが多い。
　さらにこの時期には，家族への支持療法が大切である。警官に保護を依頼してまで救急入院させざるを得なかった家族は，入院前の危機状況の中で患者との感情葛藤に傷つき，入院させたことに対して深く罪責的になったり，あるいは二度

と感情葛藤に巻き込まれまいと拒絶的になっていると考えられる場合が少なくない。そのような家族に対して，彼らの感情を十分に受容しそれに支持を与え，この危機状況の中では救急入院は現実的にとり得る最善でしかも残された唯一の手段であったことを理解させるようにする必要がある。そのことは，短時日の救急入院治療を受けたあとで，家族のもとへ帰る患者のための家族環境の調整にとって必要な第一歩である。家族への支持療法が十分に行われないと，罪責感情のために救急入院治療の途中で患者を退院させようとしたり，あるいは逆に救急入院治療が終了して退院可能になったにもかかわらず，患者への拒絶感情が持続して退院が実現しない場合も出てくるのである。その意味で，リハビリテーションは救急入院と同時に始まると言っても良い。

b. II期（危機介入期）

　危機介入期の経過は，約2～8週間である。薬物療法としては，向精神薬の非経口投与を主とした急速鎮静法を終了し，経口投与が中心となる。安静休養期に大量に使用した向精神薬は，次の退院準備期における維持量へと向けて漸減される。身体ケアの必要性はだんだん少なくなる。拒食も次第に回復し，補液その他の身体管理の必要性も少なくなる。精神療法上の注意としては，患者の感情葛藤領域と考えられる点に触れる必要があるときは，治療関係が成立してから徐々に行う。患者の防衛規制を弱めると思われる介入をしないことが必要であり，患者の無意識を露出したり解釈することは禁忌である。妄想患者に対しては，よく言われているように，中立的な態度で耳を傾ける。また精神分裂病者にとっては，病識が出現する時は大きな心理的危機であり，自殺の危険を孕むのもこの時期である。その時に十分な受容と支持が必要である。そのように病識の出現した患者に対しては，危機介入的精神療法と支持療法を行って，次の退院準備期へとつなぐ。患者にとって意識化されている事象の中で，入院に至った危機の発生過程，それに対して患者がとった対応機制とその問題点，より適切だったと思われる対応機制について，あくまでも知的なレベルで患者とともに探索し検討する。危機に関して患者にとって意識されている事象のみを危機介入的精神療法の対象領域とするので，意識されているレベルは患者によって異なるから，対象となる主題も患者によってさまざまである。危機をもたらした主題が「薬をのませなかった

こと」から「対人関係の困難」まで多様である。

　この期の家族療法としては，退院環境を整えて早期退院をめざすとともに再発を防止することを目的として，クライシス指向的家族療法（H. コペイキン）が行われる。その合同家族療法の場で，救急事例化する過程に関与したと考えられる問題点を具体的に明らかにし，それを解決ないし緩和する方向へ患者と家族を支持していく。このクライシス指向的家族療法は，次の退院準備期にも引き続いて行い，退院後の継続治療へとつなぐ。

　ところで救急病棟における集団精神療法については，その有効性を疑問視する考え方もある。しかしそれは，おそらく米国の場合のように，急性治療病棟における在院期間が1〜3週間であれば，それは筆者らの安静休養期に相当する時期のあと即座に退院することになるからであろう。そのような短時日の入院の場合には，確かに集団精神療法は有効とは考えられない。しかし筆者らの危機介入病棟の場合のように，安静休養期のあとさらに危機介入期と退院準備期も病棟内治療が行われるならば，支持的な問題指向的集団精神療法は有効と考えられる。

c. III期（退院準備期）

　この期は患者ならびに家族への退院予告から始まる。この退院予告と同時に，退院後に治療者が替わる場合には，そのことも同時に告げる。それは，少なくとも1〜2週間前に予告するのが望ましい。この退院予告のあと，ほとんどの患者は一過性の病状増悪を示す。その増悪の程度は，不眠，不安，焦燥，抑うつから入院時と同じ病態を再燃することもある。このように，退院予告によって，実際に退院後に起こると予想される病状増悪をあらかじめ入院中に起こして，それに対する治療を行うことは現実の退院に対する準備となるように思われる。退院予告によって病状増悪の程度が軽いと思われる患者には短い退院予告でよいが，その程度が重いと思われる患者には長い退院予告が望ましい。筆者らは，時に4週前の退院予告をすることもあるが，それでも病棟内で再燃し，しかもその病状が重く，退院予定日を延期せざるを得なかった場合がある。そのような場合には，患者からも家族からも言語化されていないとしても，退院環境が患者にとって葛藤を孕んでいる場合が多かった。このような事例では，再びI期→II期→III期の治療過程を繰り返すことになる。

Ⅲ期の薬物療法は，退院後の維持量へと近づけることである。

精神療法としては，退院予告にともなって起こる社会復帰への不安を受容しつつ，社会復帰へ向けての支持療法を行う。また退院に際して，治療スタッフとの別離が心理的危機となる患者もいる。危機介入病棟での治療期間は短く，治療環境も退行促進的ではないが，若干の感情転移は起こる。その感情転移が強い患者の場合には，退院に際して，主治医その他の治療スタッフに対する別離不安に由来すると考えられる不眠，不安，軽うつなどの症状を呈することがある。このような患者には，入院以来の治療スタッフとの関係を振り返り，それらの関係が間もなく終結し，新しい治療関係に入らなければならないという現実を受け入れるように支持しなければならない。

この期の家族・社会療法としては，Ⅱ期に引き続いてクライシス指向的家族療法と問題指向的集団精神療法が行われる。

ケースワークとしては，地域医療機関，保健所，福祉施設，福祉事務所，共同作業所，デイケアセンターなど患者の居住地近くの医療・福祉機関との連携により，アフターケアへの準備を行う。

以下，救急病棟（危機介入病棟）での治療過程の一般原則をⅠ期（安静休養期），Ⅱ期（危機介入期），Ⅲ期（退院準備期）に分けて述べてきたが，その移行は必ずしも明瞭ではなく，重なり合っている場合が多い。また反応性精神病の場合のように，Ⅱ期が極端に短く僅か数日で経過してしまう場合もある。また，Ⅱ期ないしⅢ期経過中に病状が再燃し，再びⅠ期に戻る場合もある。次に，以上述べた治療過程を模式的に記した（表8）。

表8. 危機介入病棟での治療過程の一般原則（江畑・坂口）

	経過	薬物療法	身体ケア	精神療法	社会療法	病歴聴取
I期 （安静休養期）	1〜2週間	急速鎮静法（時に，ECTを併用）	卌	受容的かつ非価値判断的態度で安静と休養を指示する	家族に対する支持療法	主として家族，知人より
II期 （危機介入期）	2〜8週間	後半より経口薬を漸減し，維持量へもっていく	卄 ↓ + ↓ −	危機介入的精神療法 ↓ 支持療法 ・とくに病識出現時の心理的危機への支持	クライシス指向的家族療法 集団精神療法	主として本人より
III期 （退院準備期）	1〜2週間	維持療法	−	・社会復帰への不安に対する支持 ・治療スタッフとの予測される別離に伴う"喪の仕事"(grief work)に対する支持 ↓	・保健所ないし福祉機関などとの連携により退院環境の調整 ・地域医療機関との連携 ↓	

6. 保護室の使用上の注意とその治療上の意義

　保護室の使用は，患者の人権を尊重する立場から十分に慎重でなければならない。それは，医療と保護の必要上なされるものであって，かりそめにも制裁や懲罰あるいは見せしめのために行われてはならないことは言うまでもない。また12時間以上保護室に隔離する必要がある場合は，精神保健指定医の判断と指示によらなければならない。
　厚生大臣によれば，保護室への隔離の対象となる患者と隔離する場合の遵守事項を表9，10のように定めている。

表9．隔離対象となる患者に関する事項
（昭和63年4月8日，厚生省告示130号）

　隔離の対象となる患者は，主として次のような場合に該当すると認められる患者であり，隔離以外によい代替方法がない場合において行われるものとする
　ア．他の患者との人間関係を著しく損なうおそれがある等，その言動が患者の病状の経過や予後に著しく悪く影響する場合
　イ．自殺企図又は自傷行為が切迫している場合
　ウ．他の患者に対する暴力行為や著しい守事迷惑行為，器物破損行為が認められ，他の方法ではこれを防ぎきれない場合
　エ．急性運動興奮のため，不穏，多動，爆発性などが目立ち，一般の精神病室では医療又は保護を図ることが著しく困難な場合
　オ．身体合併症を有する患者について，検査及び処置等のため，隔離が必要な場合

表10. 保護室へ患者を隔離する場合の遵守事項
（昭和63年4月8日，厚生省告示130号）

(1) 隔離を行っている閉鎖的環境の部屋にさらに患者を入室させることはあってはならないものとする。また，すでに患者が入室している部屋に隔離のため他の患者を入室させることはあってはならないものとする。
(2) 隔離を行うにあたっては，当該患者に対して隔離を行う理由を知らせるように努めるとともに，隔離を行った旨及びその理由並びに隔離を始めた日時を診療録に記載するものとする。
(3) 隔離を行っている間においては，定期的な会話等による注意深い臨床観察と適切な医療及び保護が確保されなければならないものとする。
(4) 隔離を行っている間においては，洗面，入浴，掃除等及び部屋の衛生の確保に配慮するものとする。
(5) 隔離が漫然と行われることがないように，医師は原則として少なくとも毎日1回診察を行うものとする。

　以上述べたように，保護室の使用は人権上の立場から慎重でなければならない。一方，保護室のもつ治療上の意義についても理解しておく必要がある。T. グテイールは，保護室が安全で有効な治療手段であり，薬物療法や電気ショック療法よりも有効な場合があると指摘し，その治療上の意義について表11の3点を挙げている。

表 11. 保護室のもつ治療上の意義(T. グテイール)

1. 封入：自傷および他害的行為から安全な場所へ患者の動きを封じ込める。
2. 遮断：保護室によってもたらされる対人関係からの遮断は対人葛藤からの解放されたオアシスとして役立つ。
3. 知覚刺激の低減：重い精神病患者は知覚刺激に脆いが、保護室は相対的な単調さをつくりだし、それによって過剰な知覚刺激からの好ましい解放がもたらされる。

ひとくちメモ 1

診察を始める前に

精神科診察を始める前には必ず、診療申し込みがなされているかどうかを確かめましょう。

生命の危険が迫っている場合を除けば、診療申し込みがなされていないのに精神科診察をすると、そのこと自体が違法になります。

誰が診療申し込みができるかは、9頁の図1を参照して下さい。

7. 危機介入的精神療法

　生体の危機は，平衡状態にある生体にストレス事象が加わることによって生じた生体の不均衡状態が持続することによってもたらされる。図2は，危機の発生過程を模式的に示したものである。

```
       ┌──────────┐
       │ 平衡状態 │
       └────┬─────┘
            │←──── ストレス事象
       ┌────▼─────┐
       │不均衡状態│
       └────┬─────┘
            │←──── 個体が習熟していた現実対応
            │       機制による対応の失敗
            │←──── 外界事象の認知の歪曲
            │←──── 外界からの支持の不足
            │←──── 新しい現実対応機制の欠如
       ┌────▼───────────┐
       │不均衡状態の持続│
       └────┬───────────┘
            ▼
          危機
```

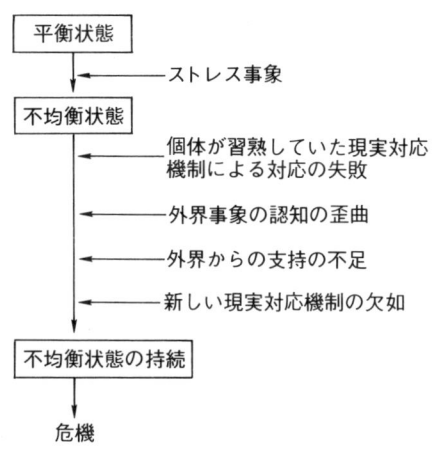

図2. 危機の発生過程
(D. アギレラと J. メシックスからの修正図)

　前記の危機発生理論を基にした危機介入的精神療法を5段階に分けて述べると次のようになる。

第1段階：危機の誘因となったストレス事象が何であり，それによって生じた危機の性状を明らかにする。
　　　また個体の病状ないし問題点を把握する。たとえば入院治療の必要性，自傷ないし他害のおそれの識別が特に重要である。
第2段階：個体が自らに危機が生じたこと，その危機の性状，およびその危機がどのように生じたかについて知的理解をするように援助する。
第3段階：個体に危機が発生してきた過程で生じながら禁圧されてきた感情の表出を促す。
第4段階：それぞれの個体が危機発生を防ぐために従来用いてきた現実対応機制 (coping mechanism) が何であり，それらが今回の危機を防止するために用いられたか否か，もし用いられたとすれば今回の危機にはなぜそれらが有効でなかったかを明らかにするよう試み，有効と思われる新しい現実対応機制を患者と共同で探索する。患者が新しい現実対応機制を発展させることができないときには，患者の環境の中に彼を支持できる人を獲得することが必要となる。また愛着対象を喪失して急性悲嘆反応に陥っている人の場合には，喪の仕事 (grief work) のあとで新しい対人関係を求めるよう促すことも重要である。
第5段階：今回の危機発生過程を追体験し，新しく獲得した現実対応機制が有効であるかどうかを検証し，それを強化する。さらに将来起こり得ると予想される危機に対してどのような現実対応機制が適切であるかを予め準備し検討する。

　ここに述べた治療過程から明らかなように，危機介入的精神療法においては，受動的，非支持的な治療者の態度は適切ではない。危機介入的精神療法の際に治療者に求められる基本的態度は，共感を言葉として表現し，平静でしかも自信と希望を失わない態度で，治療関係の中で積極的なリーダーシップをとることである。

　しかし急性期の精神病状態にある患者に危機介入的精神療法を行うならば急性症状の増悪ないし遷延化を招くおそれがある。そのような事例では，急性症状の軽快ないし消褪後に，患者に急性増悪をもたらした心理社会的危機に対して危機介入的精神療法を行うことは適切である。

8. クライシス指向的家族療法

　救急患者を抱えた家族は，家族全体としても心理的，機能的な危機にある。救急受診時に，とかく罪責的あるいは拒否的になっている家族に対して非難めいた言葉は彼らの心理的危機を増大させるであろう。このような家族に対してまず必要なことは，援助を求めてきた彼らの賢明さと勇気を支持することである。そのことは，将来彼らを患者への有力な援助者として育成する足掛かりとなるであろう。救急入院時の家族への十分な援助は，家族が患者を再び引受け易くするものであり，患者が退院する時の準備ともなるのである。

　このような家族に対して，まず試みるのが適切な家族療法は，患者と家族を含めて行うクライシス指向的家族療法（H. コペイキンら）である。この家族療法は，簡潔に具体的に患者に危機をもたらした状況に焦点をあてて，その対応機制を検討する。その治療過程は，次の4段階に分けることができる。

第1段階：ストレッサーの明確化

　　　ストレッサーは必ずしも1つではないかもしれない。その場合には，どれが最も大きなストレッサーになったかを話し合う。しかしお互いに非難し合うような話し合いは患者にとっても家族にとっても破壊的なので，そのような話し合いはさけるべきである。

　　　また危機をもたらしたと考えられるストレッサーが同定できない場合もあるであろう。たとえば服薬，その他の治療を中断していたことが再発の主誘因となり，さらに再発によって患者のみならず家族の危機がもたらされていることも稀ではない。その場合には，治療中断のもたらす事態と意味を十分に話し合う必要がある。

第2段階：ストレスを予防し，ストレスに対する対応機制をつくりだすこと

　　　有害な事象を回避することによって，患者が危険なレベル以上のストレスにさらされないように保護する手段を考案する必要がある。その手段は，患者によって用いられる場合，家族によって用いられる場合，およびその両者によって用いられることがある。ストレス予防に失敗した時に，ストレス状況にさらされた患者が，それに対応する手段を講じる

こ1とも必要である。この対応機制もまた，患者のみならず家族によっても実行されることが必要な場合もある。たとえばストレス状況を終息させたり，仲介者に入って貰うことによって患者と他の人との争いを調停して貰ったり，あるいはストレス状況にさらされた患者に心理的支持を与えたりすることが必要となる。

　　このように考案されたストレス予防手段およびストレス対応機制を患者のみならず家族にも理解され受容されるようにする。

第3段階：ストレス予防手段ないしストレスへの対応機制を実行してみて，それが失敗に終わるならば，新しい予防手段ないし対応機制を考案し改善しなければならない。

第4段階：予備計画

　　患者は回復するとともに，仕事や学校に戻ったり，異性との出会いやその他の対人関係にさらされるようになる。そのため治療終結後の数ヵ月間に起こると予想されるストレス事象に備える。それは，予想されるストレス事象に対して，第1段階および第2段階と同じように，予防手段と対応機制を準備することである。

　以上に述べたクライシス指向的家族療法は，危機介入的精神療法の場合と同じく，急性期の精神病状態の時には適切ではなく，急性期の消褪後に適用される。

文 献

1) Dubin WR, Weiss KJ, Zeccardi JA : Organic brain syndrome. The psychiatric imposter. JAMA **249** : 60-62, 1983
2) 江畑敬介, 坂口正道: 救急精神医療. 医学書院, 東京, 1988
3) Gutheil TG : Observations on the theoretical bases for seclusion of the psychiatric inpatient. Am J Psychiatry **135** : 325-328, 1978
4) Hankoff L : Emergency psychiatric treatment. A Handbook of Secondary Prevention. Charles C Thomas, Springfield, Ill, 1969
5) Hatton JA, Valente SM, Rink A : Suicide Assessment & Intervention. Appeleton-Century-Crofts, New York, 1977
6) Karakowski MI, Convit A, Jaeger J, et al : Inpatient violence : trait and state. The Psychiatric Research **23** : 57-64, 1989
7) Kopeikin HS, Marshall V, Goldstein M : Stages and impact of crisis-oriented family therapy in the aftercare of acute schizophrenia. In : Family Therapy in Schizophrenia (ed by McFarlane WR). The Guilford Press, New York, 1983
8) Maltsberger J, Buie DH : Countertransference hate in the treatment of suicidal patients. Arch Gen Psychiatry **30** : 625-633, 1974
9) McNiel DE, Binder RL : Predictive validity of judgements of dangerousness in emergency civil commitment. Am J Psychiatry **144** : 197-200, 1987
10) McNiel DE, Binder RL : Relationship between preadmission threats and later violent behavior by acute psychiatric inpatients. Hosp Community Psychiatry **40** : 605-608, 1989
11) 西山 詮: 堅い精神科救急 (緊急鑑定) の実態と改革. 精神経誌 **86** : 638-642, 1969
12) Yalom ID : Inpatient Group Psychotherapy. Basic Books, New York, 1983

III. チーム医療の機能と構造

1. 看護上の問題

はじめに

　精神科救急看護の役割と特徴は，①正確な状況把握と早急な対応，②患者に，現在の病状を理解してもらう努力，③家族への指導，情報収集，④救急外来から病棟への継続的看護，⑤チーム医療の5点である。そのためには，治療初期から総括的な看護活動と援助が必要であることはいうまでもない。それらを念頭に，救急外来および病棟における対応のあり方，家族および付添者への対応上の留意点について述べてみたい。

　また，近頃の精神科救急医療は，緊急な状況に対応できる機能性，正確な知識，洞察力，判断力に加え，特に患者の病像を理解しようとする積極的な看護姿勢が求められてくる。患者の同意が得られないまま入院治療を余儀なくされる場合があり，さらに，まったく病歴のわからない患者が，突然，時間外に救急車やパトカーで病院に搬送されてくる場合もある。このような時，情報が得られないか，得られてもごくわずかの情報を頼りに，救急患者に対応することが強いられる。しかし，どのような時であっても，患者や家族の側に立ったぬくもりのある看護を行うことが大切である。それがその後の治療に良い影響をもたらすのである。また治療初期の段階から地域の保健婦やケースワーカーと連携を図りつつ，総括的な看護活動，援助を行っていくことが患者の社会復帰につながるのである。

　以上のことから看護の役割を認識しつつ，救急患者，家族，付添者への対応などについて考えてみたい。

a. 救急外来における対応上の留意点

　東京都の精神科救急では，まず救急事務室から患者が来院する旨の連絡が入る。警察官通報の場合には，精神保健福祉法第 24 条通報処理書（図 3）を受けとり，年齢，性別，精神症状，身体合併症の有無，興奮，自傷他害の有無と早急な処置が必要か否かなどをスタッフ全員が把握しておく。同時に，受診のための受入準備をして待機する。病棟においては，保護室をすぐに使用ができるように準備する。またベッド室の使用に備えて抑制帯（大・中・小），四肢抑制のための保護帯，肩抑制帯を準備する。さらに輸液ポンプ，酸素，吸引器などがすぐに使えるようにしておく。バルーンカテーテル，パルスオキシメーター，横シーツ，紙オムツ，パジャマ(LM各一組)などの点検を行っておくことも大切である。

　マット使用に備えては，保護室用マット，ベッドパット，毛布，枕を用意する。その際，自殺防止のためカバーをつけてはならない。また水筒と紙コップ，チリ紙も用意しておくことも必要である。エアコンによる室内温度の調整も忘れてはならない。

(1) 救急外来診察室の準備

　薬戸棚，救急カートのチェックと静脈麻酔の準備として，イソミタール，ロヒプノール，セルシンなどがすぐ使用できるようにしておく。診察室は室温を調整し，危険物となる物の除去を行っておく。その他，カルテ，看護記録，コピー機の準備も忘れないこと。

(2) 患者来院時の対応上の留意点

　患者は，家族と警察官あるいは警察官のみに伴われ来院するケースが多い。彼らは，警察署と病院との区別がつかず，混乱し，緊張，不安の状態にあることが多い。そのため看護者は，患者が病院にいることを印象づけ，冷静，沈着な態度で対応し，言葉かけを忘れず，患者の不安を和らげるような心がけが必要である。診察がスムーズに行えるよう援助するために，場合により同伴の警察官に退出してもらい，病院であることを説明したり，水分を摂取させたり，タオルなどで，手，足，身体の汚れを落としたり，衣類の乱れを整えたりすることも問診がスムーズに行えるため必要である。また問診過程で，入院治療の必要がないと判断された時は，適切な処置を行い，薬が処方され帰宅させるケースもある。この時，看護者は，患者が外来通院の必要がある場合は，医師がその主旨を納得できるよ

精神保健福祉法 通報処理票

医事課長	医事主査	担当

収受番号	平成 6 年 X 月 X 日　　　第 XXX 号		
精神障害のある者	氏名	△藤△子　　明・大・㊔ 48年 X 月 X 日生 21歳 男・㊛	
	住所	△△市　　TEL 0X2X (2X) X0X8	
	本籍		
	発見地	△△市内 ○○病院	
保護者	氏名	△藤○次　　　　続柄 父	
	住所	△△市　　TEL X4X1 (3X) X9X8	
通報者	警察署・防犯係　　TEL 0X2X (4X) 0110 内線 3X1		
保護日時	平成 6 年 X 月 △ 日　　午前・㊌ 11 時 50 分		
症状の概要／保護の動機	睡眠薬、感冒剤およびその他の薬を大量に飲む 自分の手首を包丁で切る 救急隊が○○病院に搬送 同病院で大声でわめき △△警察署に保護		
問題行動 （該当のものを○で囲む）	事　　　　　　　　　　　　　　　　　　　実　　　　予　　測 1 殺人　2 傷害　3 暴行　4 脅迫　⑤自殺企図　⑥自傷　　1 2 3 4 ⑤⑥ 7 不潔　8 放火・弄火　　9 器物破損　10 窃盗　　　　　7 8 9 10 11 侮辱　12 強盗　　13 恐喝　　14 徘徊　　　　　　　11 12 13 14 15 家宅侵入　16 性的異状行動　17 風俗犯的行為　　　　15 16 17 18 無断離院　19 無銭飲食　20 無賃乗車　21 その他　　18 19 20 21		
入院歴	有（　　　病院　　年　　月頃　　　）・㊅・不明		
備考			
通報受理日時	平成 6 年 X 月 X 日　　㊎・午後 0 時 40 分		
その他	来院別	㊨察官通報・情報センター・直接来院　　発信者 △△　受信者 ○○	
	緊急鑑定命令受理	鑑定命令者　　　　　　　　　　　発信者　　　　　受信者	
		命令受理日時　平成　　年　　月　　日　　午前・午後　　時　　分	

図3．精神保健福祉法第24条通報処理書

う説明し，本人の通院の同意を得るようにする援助が必要である。なお警察官同伴の場合は，診療終了まで待機を依頼しておくことが必要である。

(3)診察時の患者の状態と対応上の留意点

診察時，患者は緘黙（診療拒否的）であったり，緊張，興奮が激しく幻覚妄想状態を呈していることがあったり，病識がないことが多い。入院への恐れ，隔離される不安，社会復帰への不安などのため，入院を拒否する場合も大半である。このような患者には，今後の治療関係を良好にするため，入院の必要性を時間をかけて説明する必要がある。その際，看護者自身の言動，雰囲気に気をつけ対応する。しかし，やむを得ず抑制し，処置を行う時もある。その際には，その必要性について十分に説明し，不安緊張を緩和することが重要である。

(4)入院時（保護室入室時）患者の状態と対応上の留意点

外来で静脈麻酔などの処置終了後，入眠状態で入院となることが多いので，入眠してバイタルサインが安定したらストレッチャーに移す。その後，保護室へ収容してから更衣を実施する。その際，患者の全身をチェックして傷，注射痕，打撲の有無などを確認し，義歯，指輪，ネックレスなどを除去する。当面必要でない私物は，家族に渡すか，それができない場合には，所定用紙に記入し看護室預かりとする。なお更衣終了後は，血液一般，生化，肝炎，梅毒検査などの緊急採血を行う。持続点滴が必要な場合は，ベッドを使用するので，自殺防止，安全保護の目的で，抑制衣を着せ四肢と肩の抑制を行う。その際には，つねに循環障害，同一体位による圧迫神経麻痺を念頭におき事故防止に注意する。マットを使用する場合は，側臥位，背部に枕を挿入して下顎を挙上して気道を確保し，胸部の動きが観察できるようにしておくことが大切である。

(5)家族および関係者への対応上の留意点

家族および関係者は，患者の状態が理解できず，動揺していることが多い。そのため治療の必要性と入院生活についてのオリエンテーションを十分に行い，協力が得られるようにしておくことが大切である。

(6)入院後の患者の状態の把握と対応上の留意点

静脈麻酔などにより，入眠していることが多いため，定期的に，バイタルサインのチェックを行い，緊急採血の検査結果などもあわせて考慮し，当直医へ正確な報告を怠らないことが大切である。なお治療拒否，拒薬，退院要求などが激し

く，不穏，興奮，不眠などが続く時は，服薬の必要性や，その効果などの説明を十分に行う。それでも興奮が続く場合には，抑制したり鎮静剤の注射を行うことがある。その場合も患者にそれらの処置が必要な理由を十分に説明する。入院後は，患者の安全と保護に重点を置きゆっくり休養がとれるような配慮が必要である。なお，緊急措置診察で入院した患者の場合は，翌日，精神保健指定医2名による措置診察が行われる。そのため夜間の状態の観察を密にし，当直医師への詳細な報告をすると同時に，翌日の措置診察がスムーズに実施できるようにするため，患者が過鎮静におちいらないようにすることが大切である。

(7)転送あるいは退院時の留意点

夜間帯あるいは朝方の患者の状態を申送りを通して把握する。担当医師からの指示で，待機病院への転送が決定した場合には，早速所管の精神保健福祉課へ日勤看護の責任番が電話を入れ，保険の種別，保護室の要否，家族の有無，護送職員の要否，あるいは，措置診察が実施可能であることを伝える。その後，朝の回診によって患者の状態の把握をする。一方，担当ケースワーカーは，転送および退院に伴う諸手続について，来院した患者家族に説明を行う。担当看護者は，精神保健福祉課からの転送先と病棟出発時間の決定を確認したら，転送患者の持ち物をまとめたり，転送先病院への書類一式（救急診療録，紹介状，緊急検査のデータ，護送票，看護サマリーなど）の確認を行う。転送用の救急車の到着と同時にそれらの書類を精神保健福祉課の護送職員と家族へ確実に手渡す。

b. 看護チームと病棟構造について

(1)勤務形態としての問題

現在の医療チームは，医師6名，看護婦・士23名（うち看護士7名），臨床心理士3名（ただし他科との兼務），ケースワーカー3名（他科との兼務），病棟作業員1名，クラーク1名が配置されている。看護体制として，プライマリーナーシングを試行し，1チーム・リーダー制をとり，リーダーの指示のもと日々の看護実践を行っている。チーム医療のため，とりわけケースカンファーレンスや日常のスタッフ・ミーティング，月1回の職員会議などが重要である。日勤の看護者数は10名であるが，そのうち1名は医療作業員として，もう1名は精神科外来へ応援にでているので，8名が実質要員となっている。入院患者は，精神科救

急入院のみならず，精神科通常外来や他科病棟からの入院もあり複雑である。そのため疾病の多様性，年齢層の拡大，身体合併症の増加など総合病院精神科の問題も多い。そのような中で，精神科救急は看護婦2名，看護士1名の3人夜勤体制をとっている。夜間救急に備え，何とか，この体制は守っていきたいと考えているが，男女比が必ずしも2:1の割合にならず，女性のみ3人夜勤のある日も恒常化しつつある。こうした事態を考慮して平成6年より，勤務時間の変更に伴う試行に踏切るが，より十分な看護体制をいかになすべきか，さらに検討していきたい。

(2)病棟の構造と諸設備について（図4）

ⅰ）外来受診者は「救急外来入口」より入室，「救急事務室」で受診手続きを済ませ，「救急外来診療室」で診療を受ける。入院の場合診療室から「保護室」へ入れる。各室エアコン完備し，4床保護室にはTVカメラが設置されており，ナースステーションで見ることができる。

保護室北側天上からパイピングが設置されており，身体治療に役立っている。

ⅱ）外来者および患者用のトイレが待合室にないのが欠点であるが随時通常入

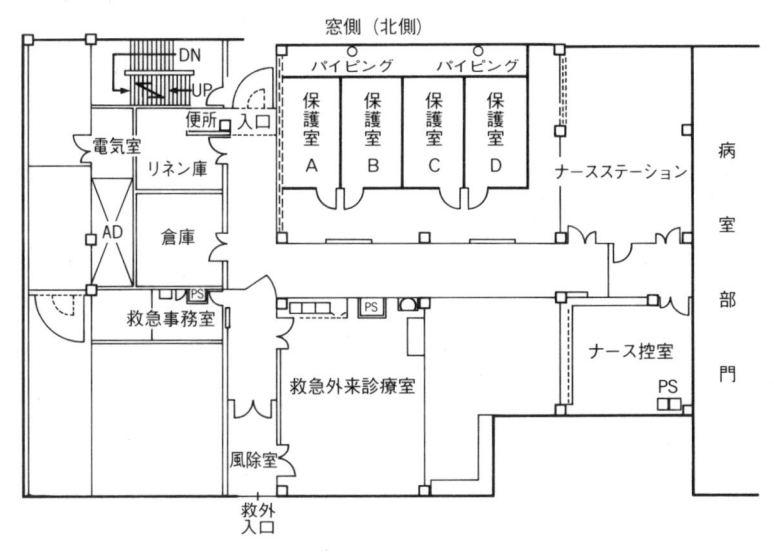

図4．精神科救急外来と保護室

口のトイレを使用する。

c. 他科（ICUを含む）とのリエゾン

　自殺企図による外傷や急性薬物中毒などのためICUなどへ入院となったケースや，身体合併症治療のために他の精神病院などから身体各科へいったん入院したケースで，精神科病棟へ転入してくる例が相当数いる。逆に，精神科に入院しながら他科の往診を受けたり，身体各科へ一時転出するケースもある。このことは，今日，精神科医療は，他科との協力体制が必要であること，さらには救命救急などの高度医療を支えるひとつの柱であることを示している。

おわりに

　精神科救急医療は，これからの地域精神医療を推進する上で重要な機能である。したがって社会復帰の準備へのかかわり，社会復帰後の地域精神医療への継続性を踏まえて，看護の継続も必要であろう。そのために，転送先の病院との連絡を密にし，意見交換などを行う時間が設定されることが望ましいのではないかと考えている。また，精神科救急はできれば一般の総合病院の中に設立されることが望ましく，その中で，『かたい救急』，『やわらかい救急』を受けとめていくべきであると考える。

　精神保健福祉課とのこまやかな連携，搬送に当たる人々との共同作業，ケースワーカーとの密な情報交換がいかに大切かは論をまたない。

2. ソーシャルワーク上の問題

a. 救急事例とソーシャルワーク

　精神科医療におけるソーシャルワークは，救急事例とそれ以外の場合において基本的に異なるわけではない。しかし，救急事例のもつ特性に規定されて，通常の入院や外来ケースへの対応とは違った側面があることも事実である。

　救急受診に至る経過はさまざまであるが，医学的理由だけでなく社会的，心理的な危機が重なっている場合がほとんどである。急激な精神症状が休日や夜間に発生したため，早急な治療を求めて医学的必要から救急受診をするという例もみられるが，全体に占める割合は低い。患者の多くは，失業や人間関係の破綻などによって経済的困窮や社会的孤立あるいは精神的不安定状態に陥り，通常の医療機関につながらないまま病状が悪化して救急受診を余儀なくされている。したがって，救急事例には，医学的，心理的，社会的とさまざまなレベルの問題が複合的かつ先鋭化して発現することが多い。

　治療を円滑に進めるためには，これらの諸問題の総合的な把握と適切な調整が必要である。しかも，通常の事例と異なり限られた情報と時間の中で迅速な実践が求められるため，救急医療で対応可能な問題と次の治療段階へつなげる問題を整理し，状況に応じて柔軟な処遇をしていかなければならない。主として社会的な問題については，ソーシャルワーカーが担当することになるが，問題の複合性から病院内外のさまざまな職種との連携が不可欠である。また，医療機関によって職員の配置や役割分担が異なることから，これらの問題をソーシャルワーカー以外のスタッフが担当することもありうるだろう。このような救急医療の現場を念頭に置きつつ，以下最低限必要な社会的諸問題へのアプローチについて述べる。したがって，ここに示す方法は実務的なものであり，専門的なソーシャルワークの技法に基づいたものではないことをあらかじめお断わりしておきたい。

b. 入院治療と援助
(1)治療環境の整備
　ⅰ）身元の確認

　救急事例においては，受診時に身元がはっきりしないケースは珍しくなく，名前すらわからない例も多々みられる。治療の進捗とともに本人から情報が得られれば問題ないが，それができない場合は，まず受診時の関係者や本人の所持品などによる手がかりをもとに調査することになる。

　氏名と生年月日がわかれば，市区町村に対して国民健康保険の資格を問い合わせることによって住所や家族関係などが判明する場合がある。第三者が住民票について電話で問い合わせることはできないが，国民健康保険の資格の照会は電話でも可能である。

　身元不明者の場合，所持金が少なく，とりあえず生活保護を申請するケースが大半であるため，福祉事務所に身元調査を依頼することが多い。福祉事務所は医療機関と違って職権で身元調査が可能なので，戸籍を調べ家族を探し出すこともできる。

　ただし，急を要する場合や名前すらわからない場合は警察に頼らざるをえない。警察に対して捜査依頼ができるのは，基本的に事件性がある場合に限定されるが，名前もわからないような救急ケースはほとんどが警察官通報による受診であるため協力は得やすい。身体的特徴や所持品についての情報を伝え（時によっては写真を撮って）捜索願いの出ているケースと照合するなどして身元を確認することができるが，本人や家族のプライバシーに抵触する可能性もあるので十分な配慮が必要である。

　ⅱ）医療費の保障

　医療保険に加入しておらず，本人に支払い能力がない場合は住所地または保護地の福祉事務所に生活保護を申請することになる。本来本人が申請するものであるが，救急の場合医療機関からの通報でも受け付けてくれる。通報のあった時点で保護の検討が開始されるので，ともかく入院したその日のうちに一報を入れておくことが重要である。生活保護は他の法律では対応できない最後の援助手段として位置づけられているので，援助可能な家族が現れたり，本人の貯金が見つかったりすると受給できないことになるが，当面他の方法がないと思われる時には

福祉事務所に連絡をとるべきである。

医療保険に加入していなくても，一定程度の所持金があるなど生活保護の受給要件がない場合は国民健康保険加入の手続きが必要になる。住民票が確認できれば届出当日から有効となる保険証を発行してくれる。収入によっては自己負担分の減免制度が利用できるし，収入のいかんに関らず一定限度額を超えた自己負担分が高額療養費として支給される制度もある。また東京都では，18歳未満のケースについて入院費助成制度の利用が可能であり保健所が窓口となっている。

iii) 援助者の確保

家族と同居または日常的なつながりがあり，援助が可能な場合は問題ないが，多くの救急事例では，適切な援助者を欠くことが多い。家族がいても，疎遠であったり関係が悪化している場合は援助者とはなりえない。家族以外に，友人・知人・会社の同僚や上司・家主などさまざまな関係者が現れることがあるが，利害関係が絡んでいることもあり精神科救急受診という危機的状況に対してよき理解者協力者となる人ばかりとは限らない。時には，当面の本人の治療を最優先させるために，人間関係の調整が必要となる。

単身者や家族が崩壊しているようなケースでは，福祉事務所のケースワーカーや保健婦にかかわりを依頼することが多い。しかし，それぞれ担当地区の多くのケースを抱えているために必ずしも迅速な対応ができるわけではない。患者の状況によっては，福祉事務所の婦人や高齢者などを対象とした相談員へ相談してみるのも一法である。また，治療歴のある患者の場合，すでに関係のとれた援助者がいることもあるので調べてみる必要がある。

iv) 法律上の整備

入院に際しては，精神保健福祉法に基づく入院形態がまず問題になる。救急事例では，受診意思の乏しい患者が多い上に身元の確認も困難なケースが少なくないため，通常の入院の場合に比べると，措置入院や応急入院の割合が高くなりがちである。特に入院当初は，病状が不安定であり患者に関する情報も十分でないことからこのような傾向が顕著だが，状況の変化に応じて適切な入院形態へスムーズに移行させることが大切である。

救急ケースにおいては，すぐに任意入院へ切り替えることは難しいために，多くは医療保護入院の手続きをとることになる。選任を受けた保護者がいる場合は

少なく，混乱した状況の中で家族に対して保護者について説明するわけだが，法律上の主旨を理解し煩瑣な手続きを速やかに実行することは，協力的な家族でも容易なことではない。まして，本人とは疎遠でありながら警察の呼び出しを受けて駆けつけてくるような家族に対しては，丁寧な対応が欠かせない。保護者は，患者本人に対して一方的に無制限な責任と責務を負うものではなく，治療を円滑に進めるために患者を保護する立場にあることを，十分に説明する必要がある。また，家族がいないケースで市区町村長同意に同意を依頼する場合も，担当者が制度について周知していないことがあるので，きめ細かな状況説明が求められる。ただし，市区町村長による医療保護入院は，あくまでも保護者となる家族がいないと判明した場合の方法であり，十分な調査や確認をしないまま安易に適用することは好ましくない。

患者に対する告知についても，同様に配慮が必要である。慌ただしい救急医療の現場では，これらの法律上の手続きは，ともすれば事務処理として形式化しがちである。現行の制度には，その内容について問題点がないわけでないが，治療を支える重要な法的基盤であることを忘れてはならないだろう。

(2)治療過程での援助

ⅰ）院内職員および関係機関との連絡

救急事例に対する処遇は，常に即応性と柔軟性が求められる。いわゆるパターン化した対応では状況に適切に対処できないことが多いのである。各職員の役割分担や関係機関との関係も，個々のケースによって異なるため相互の連絡調整が不可欠である。

医師がリーダーシップをとり基本的な方針を決定していくことが多いが，院外の関係機関との連絡も含めてスタッフと患者そして家族間のコーディネーターはソーシャルワーカーもしくはそれに準じた職種が担当することが望ましい。特に院外の諸機関に対しては，各担当者が必ずしも精神障害者や救急医療について十分な認識を持っているとは限らないので配慮が必要である。

ⅱ）家族への心理的な援助

救急医療においては，ほとんどのケースで患者だけでなく家族も危機的状況に置かれている。患者の突然の発病に対する衝撃もあれば，もともと家族の中に存在していた軋轢が一挙に表面化する場合もある。いずれにしても，家族のかかわ

りは治療過程の中で重要な役割を果たすので，時間的制約があっても可能な範囲で家族の安定をはかるためのアプローチを工夫すべきであろう。

とりわけ，患者の家族への対応は重要である。精神疾患についてほとんど知識のない家族にとって，突然の精神症状の発現は理解不能の出来事であり，精神的に混乱した上，受診までの本人とのやりとりの中で身体的にも疲労した状態で付き添ってくることが多い。そうした家族の状態を受けとめ，本人の病状について理解を促し，ともに治療に取り組めるように働きかけていかなくてはならない。これは容易なことではないが，今後を方向づける最初のステップとしてその重要性を心に留めておきたい。

iii）日常生活援助

家族のいない単身者や家族の協力がほとんど期待できないケースの場合，入院生活に必要な最低限の物品にも不自由する。生活保護の受給が決定すれば，入院日用品費が支給されるが，通常の手続きを待っていると時間のかかることが多い。しかし，福祉事務所に緊急性を説明すると，当面の現金や現物の支給も可能な場合もある。

また，仕事や住居など大切な生活基盤を維持するために援助が必要なケースもある。救急事例では，他人への暴行や器物破壊などによって職場やアパートなどで問題を起こした後受診に至ることが少なくない。本人や家族が事後対応ができない場合に，適切な介入をすることによって上司や家主の理解が得られスムーズな退院につながることもある。その際には，精神障害者に対する理解が不十分な社会状況を考慮して，慎重に行動すべきことはいうまでもない。

(3)退院準備

ⅰ）退院先

病状がひとまず安定すると，多くの患者は退院して外来治療へと移行することになるが，家族がいなかったり受け入れ困難な場合あるいは入院時のトラブルで住居を失ってしまったケースについては，早急に退院先をみつけなければならない。自力でアパートを探すことができれば問題ないが，保証人や本人の生活能力などから難しいことも多い。精神障害者を対象とした宿泊施設は，精神保健福祉センターのホステル部門や福祉ホームなどがあるものの定員が少なく速やかな入所は困難である。個々の状況に応じて，生活保護受給者を対象とした更正施設や

宿泊提供施設，婦人保護施設の利用も考えられるが，その際には精神症状が安定し共同生活が可能であることが前提となる。救急病棟退院直後の患者は敬遠されがちなので丁寧な病状説明や援助者の手配とともに利用申請することが肝心である。

　ii）経済的保障

　精神疾患の入院治療が必要となると，その病状のいかんにかかわらず雇用関係に影響が及ぶことは避け難い。本人の不利益にならないように雇用主に病状説明をするとともに，休職中に所得が保障されるように，医療保険の傷病手当金など利用可能な制度の活用を勧めたい。

　受診者の中には無職や失業中の人も多い。すぐに自活が困難で退院後も生活保護を継続する場合には，就労能力と今後の見通しについて調整が必要となる。また，一定の要件を満たせば障害年金の受給が可能になる例もあるので，検討してみるとよいだろう。

　iii）社会復帰

　救急医療においては，時間をかけて社会復帰への準備ができるわけではない。しかし，とりあえず救急の症状を安定させただけでは，再び救急入院することにもなりかねないので次の治療へ確実につなげることが重要である。

　まず外来通院から始めるケース，外来と並行してデイケアや作業を始めるケース，職場復帰するケースなど個々の病状に応じて退院後の処遇は異なる。どのような方向に進むにしても，本人の救急治療の経過と退院時の状況を正確に把握して，かかわりをもてる援助者を確保することが必要である。家族，友人，教師，保健婦，福祉事務所のケースワーカー，婦人相談員，他院の医師やソーシャルワーカー，精神保健福祉センターやリハビリ施設のスタッフなどさまざまな立場の関係者が考えられるが，個々の患者の状況を把握して適切な情報提供と援助要請をすべきであろう。救急病棟から退院する時の家族は，一見して比較的安定しているようでも，非常に不安定で脆い面をもっている場合が多いので，家族をも含めてサポートする態勢が望ましい。

c. 救急医療と社会的援助

　精神科救急においては，通常の医療機関が受診できない危機的状況で精神症状

を呈したと判断されたものすべてが対象となるので，非常に多様な背景をもった受診者が集まってくる。年齢層は10代の患者から高齢者まで幅広く，最近は外国人の受診も珍しくない。また長い治療歴のある人から初発の人，身体合併症をもつ人あるいは治療の必要でない人まで病歴や病状もさまざまであり，家族関係や経済状態も千差万別である。とりわけ都市部では，単身の肉体労働者，資格外滞在の外国人，暴力団などに関係するアウトロー，一人暮らしの高齢者など社会的に困難な状況におかれたケースが目立つ。これらの現実は，救急事例が貧困や失業などの構造的な社会問題だけでなく，国際化，人口の高齢化，核家族化など現代社会の変動とも関連していることを示している。

　救急医療の現場では，このように多様な側面をもつ受診者を受け入れ，短期間の間に問題を整理して次の段階につなげなくてはならない。したがって，一人の患者を精神障害者といった側面からだけ捉えて利用する社会資源を限定していく方法にはおのずと限界がある。

　各ケースの状況に応じて，精神科以外の医療機関との連携，生活保護関係，婦人，高齢者，児童などを対象とした制度や施設の利用も検討すべきであろう。また，公的機関だけでなく民間の団体の活動についても常に情報収集を心がけ，利用可能な制度をあらゆる角度から組み合わせることが有効であると思われる。

IV. 状態像による診断と対応

1. 精神症状を主とするケース

症例1	幻覚妄想状態

〈男　21歳　同伴者：両親，警察官〉

【受診理由】自宅で「火あぶりにされる」「殺される」などと興奮状態を呈し，制止するのもきかず飛び出そうとするため，家族が警察に保護を求め精神科救急受診に至った。受診時，不安緊張感が強くまとまった会話はできない状態ながら，上記の被害感を断片的に語り，自分の身が安全かどうかを強迫的に確認する状態であった。

【状態と暫定診断】家族から聴取された病歴は以下のとおりである。患者は17歳の時「一重まぶただと目つきが険しくなる」と気にし，二重にする手術を受けた。しかしその後，「二重まぶただと変なので，外を歩くと皆が自分を見る」と注察妄態が出現。以後自宅にこもり夜になると外出するという自閉的な生活が4年間続いていた。この間，家族が病院への受診を勧めても頑として拒否してきた。今回，受診の1ヵ月前頃より「整形しただろ」「変な顔」などの幻聴が出現。また不眠や落ち着きのなさもみられていた。

　診断的には，10代後半から注察妄想が出現しその後4年にわたり自閉的な生活が持続。今回急性に被害関係妄想，精神運動興奮状態を呈した経過から，精神分裂病が最も疑われた。受診時は，切迫した妄想がみられ，病識は全く得られなかった。このため，父親の同意による医療保護入院とした。

【入院後の経過】入院後，ハロペリドール 18 mg/日を主とした向精神薬療法を開始，2週後より入院当初と同様の被害妄想が再び活発化し，「黒人が襲いに来る」「外に出るとヤクザに殺される」と訴え不安が強く，数分とおかず強迫的に治療者に安全の確認を求める落ち着かない状態が続いた。ハロペリドール増量（経静脈投与を含め，最高量 40 mg/日）でもむしろ症状は悪化傾向で，また活発な妄想を訴え顕著な不穏時には（抗パーキンソン剤投与でも改善しない）アカシジア様の徘徊もみられたことから，薬物をフェノチアジン系の薬物に切り替えていったところ幻覚妄想状態は軽減傾向を示し，2ヵ月後頃にはほぼ消失した。その後，病棟内では対人交流はあまり見られず，自室に閉じこもりがちでレクリエーションには促されてするなど活動性に乏しかったが，テレビ，読書などで静かに過ごした。自宅への外泊でも，幻覚，妄想や不安状態が賦活されることなく穏やかに過ごすため，3ヵ月後に退院とした。退院時点でも，入院前後の幻覚妄想に対しては「実際に起こったこと」との考えは変わっておらず，病識はほとんど得られなかった。

【退院後の経過およびソーシャルワーク上の問題】病識は不十分ながら，退院後の外来通院，服薬は規則正しく続けている。軽い注察念慮は持続しており，時折外出する程度の自閉的な生活ながらも，妄想の再燃はない。しかし地域の作業所やデイケア・レクなどへの参加を勧めても，思考の柔軟性に乏しく，「いずれ働くから」と答えるのみで，促しにはまったく応じない。

【要約と問題点】本症例は，眼瞼の形成外科手術を受けた18歳頃に発症した破瓜型の精神分裂病である。その後自閉的な生活が長期間続いていたが，患者の拒否が強いために医療につながらず経過してきた。今回，幻覚妄想状態の急性増悪を契機に精神科救急を受診し，治療に導入された。病識は不十分であるものの，軽快状態で，服薬の習慣もつき退院となった。このような患者には，性急な社会復帰の働きかけは難しいと思われる。退院後自閉的な生活傾向が続いているが，まずは家族に働きかけ閉鎖的にならない工夫を促していくことが大切であろう。

症例2　幻覚妄想状態

〈女　20歳　　同伴者：両親，警察官〉

【受診理由】 受診当日，隣家の電話線を切断し，「変な人がいる」と自ら警察に助けを求めた。保護時，興奮し言動がまとまらないため，警察官により24条通報がなされ精神科救急受診となった。

【状態と暫定診断】 硬く，ひねくれた表情や態度と「隠しカメラやマイクで監視されている」とか「（両親を指さし）入院するのはこの人達」などと述べ，緊張病的な色彩の強い幻覚妄想状態と判断された。受診当時，短大1年在籍中であったが，1年前から関係念慮や被害妄想が出現し，1ヵ月前から独語，空笑や不眠が認められたことが，同伴した両親より陳述された。精神分裂病と診断され，病識を欠き，家庭看護は困難であるため速やかな入院加療が必要と思われた。父親から入院に対する同意がえられ，入院告知の後，ジアゼパム(10)2A の静脈注射およびハロペリドール(5)1A・プロメタジン(25)1Aの混筋注による鎮静，睡眠導入が施行された。

【入院後の経過】 入院当初から，拒薬，拒食があり，攻撃的言動が続いた。あわせて「この病院の看護婦が母親と入れ替わっている」「テレビで私のことを物語にしている」などの訴えも聴かれた。抗精神病薬は経口，注射をあわせハロペリドール相当40mgまで増量された。鎮静効果は顕著で拒絶的態度も軽減した。しかし，その後も妄想気分や被害念慮は続き，「家族やK市中が私のことを言い出し，ビデオで操作した。私は病気でもないのに入院させられている。悪いのは向こうなんです」という訴えは執拗であった。そのため，説明をした上，保護者の同意を得て，40日目から計6回の無けいれん電気ショック療法が施行された。電気ショック療法終了後，接触は著明に改善し，明らかな病的体験は消失した。70日目から，外泊を開始，外泊開始当初は家庭内で混乱し思路弛緩の病状が目立つこともあったが，次第に安定し107日目に退院となった。

【鑑別診断】器質的精神障害は，入院中の諸検査にて否定された。著しい社会的機能の低下を伴う，明らかな幻覚妄想状態が少なくとも1ヵ月以上存在し，1年前から精神症状が認められたことから精神分裂病と診断された。

【退院後の経過】退院後も，入院前の状況は「事実」であったとしていたが，通院や服薬は，治療者の指示通り続けられ，退院3ヵ月頃よりアルバイトも可能となり，5ヵ月目に復学した。

【治療と処遇上の問題】入院当初はもとより退院後にいたるまで十分な病識は得られず，治療に対する動機づけが問題のまま残った。

【看護上の配慮】徹底した受容的態度で接することで，治療環境である病棟が少なくとも「安全で守られた環境」という認識が比較的早期に出現し，病識を欠いたままではあったが治療関係を保つことが可能となった。

【ソーシャルワーク上の問題】入院後，短大では入学当時より「変わった生徒」とみられていたこと，入院2ヵ月前には，自ら保健所を訪れ精神相談のシステムを尋ねていたことが判明した。すなわち，少なくとも入院2ヵ月前には家族，学校，保健所そして本人も精神的変調に気づいていたものの，有機的な連携に至らず，今回の入院まで精神科治療に結びつかなかったのである。退院時，保健所デイケア通所を勧めたが，本人が強く拒否するため通所は実現しなかった。そのため定期的な訪問看護を依頼し，地域との連携を図った。

【要約と問題点】本例は，精神的変調に気づかれてから1年近く経過し，幻覚妄想による明らかな問題行動が出現して初めて精神科治療に結びついた。精神科受診に対する抵抗の根強さを感じさせられた。そして精神科救急は，本例のように必ずしも急性発症ではないケースに対して，治療への糸口になるという意味も有するのである。また，本例は24条通報にする受診であるが，措置要件を満さない場合には，扶養義務者の同意による医療保護入院が可能である。

症例3　幻覚妄想状態

〈男　50歳　同伴者：友人，警察官〉

【受診理由】3日前から「殺す！」「病院へ入れ！」という声が聴こえ，午後10時頃，友人に助けを求めた。友人が警察に連絡し来院となった。

【状態と暫定診断】比較的落ち着いているが緊張感が強く，ときどき後ろを振り返り，不審そうに何かを確かめている。幻聴があるらしく，不安が強い。

　本人によると，東北地方にて生育し，5人同胞の第1子。中学校を卒業し，農家の手伝いをしていたが10年ほど前に上京し日雇い労働者として働いていた。一度結婚したがすぐ離婚し，現在1人暮らし。18歳の時から飲酒し始め毎日日本酒を5合，多いときには1升飲んでいるという。36歳と47歳の時それぞれ2，3ヵ月，アルコール依存症といわれて精神病院に入院している。

　今回は救急受診の前日まで多量飲酒していた。自分を迫害する内容の幻聴が生じ，それにもとづき「ヤクザにねらわれている。殺される」という被害関係妄想が生じたらしい。幻聴に対しての的確な病識はない。

　30年以上の飲酒歴があり，前日まで飲酒しているところからアルコール精神病と考えられた。郷里の兄弟に連絡し兄の同意による医療保護入院とし，ハロペリドール(5)2A・ビペリデン(5)1Aの筋注を行い，ビタミンを含む点滴を開始した。

【入院後の経過】上記の持続点滴を3日間行い，点滴でハロペリドール1日量20～30 mgを投与した。2日と3日目の午後にせん妄状態が認められたが，幻覚は急速に改善した。それに伴い，被害的妄想を内容とする言葉は語られなくなった。ハロペリドール（30～50 mg/日）を徐々に減量し，26病日には軽い不眠は残ったが，幻覚，妄想は消褪し認められなくなった。

【鑑別診断】幻聴と被害関係妄想が前景にあったので，第1に精神分裂病が疑われたが，病歴を聴取すると長期の飲酒歴があり診断は比較的容易であった。精神科救急では分裂病様の幻覚妄想状態で受診となるアルコール精神病は意外と多く，単身者などで状況が不明だと鑑別が困難となる。

【退院後の経過】今回の症状はアルコール飲酒によるものであることを説明し，アルコール治療病棟のある病院での治療をすすめたが，本人はそれには同意せず，そのまま退院となった。不眠の治療のため外来通院治療を行ったが，それも3ヵ月で終了とした。その時点までは断酒状態にあった。

【治療と処遇上の問題】向精神薬の投与を行えばアルコール精神病の幻覚，妄想は精神分裂病のそれに比べて早期に改善することが多い。しかし入院した結果として断酒することとなり，アルコール離脱せん妄が生じ，場合によっては1～2週間以上数ヵ月続くことも少なくない。また精神症状が消失した後アルコール依存症の治療を受けさせるのが理想だが，このケースのように本人が拒否することも多い。

【看護上の配慮】入院当初，幻覚，妄想など，せん妄が生じたため夜間には手足の軽い抑制が必要であった（指定医業務）。

【ソーシャルワーク上の問題】経済的には家族から援助を得られず，入院と同時に福祉事務所に生活保護を申請した。

【要約と問題点】10代後半からの飲酒歴のあるアルコール依存患者が急性に幻覚妄想状態を呈し精神科救急に受診となったケースである。退院後のフォローアップが必要であったが，このケースではできなかった。アルコール精神病の治療には断酒が確実な根本的治療であるが実行できない場合が多い。

症例 4 幻覚妄想状態

〈男　29 歳　　同伴者：父親，警察官〉

【受診理由】午後 9 時頃，自室の壁に穴を開けたり，鏡を振り回し，興奮したため家族の手に負えず，110 番通報となり救急受診となった。

【状態と暫定診断】じっとしていられず，落ち着かない。「昨日の朝から心臓を電波で圧迫されている。そのため心臓が痛い。壁に人がいて，そこから送られている。鏡で電波をよけようとした」という。

　父親によると，関東にて生育。2 人同胞の第 1 子。高校を卒業後，就職したが 5 回職場を替わっており，2 週間前から仕事を休んでいる。一度結婚したがすぐに離婚した。

　本人によると，1 年半前に 3 ヵ月間位，1 ヵ月に 3 回のペースで覚醒剤を静注していたことがある。その時は幻覚，妄想などの症状は生じなかった。1 ヵ月前に 2 回覚醒剤を打ったところ，体に電波を感じるようになったが，なんとかがまんしていた。しかし受診日の朝からその電波が強くなり，壁から発せられ，心臓が圧迫されるように感じ，「そのため壁を壊し，鏡で避けようとした」と言う。

　覚醒剤精神病と考えられ，ジアゼパム(10) 3 A を静注し，レボメプロマジン(25) A・ハロペリドール(5) 2 A・ビペリデン(5) 1 A を筋注し，鎮静させた。父親の同意による医療保護入院とした。

【入院後の経過】クロルプロマジン 600～800 mg＋ハロペリドール 30～40 mg/日を中心に薬物療法を行い，徐々に幻覚妄想状態は改善した。10 病日に不穏と不眠が悪化したが薬物を増量し症状はおさまった。徐々に薬を減量し，1 ヵ月で退院とした。

【鑑別診断】年齢が 20 代であり，主症状が物理的被影響体験，被害関係妄想で精神分裂病との鑑別が問題となるものの，覚醒剤使用がはっきりしており覚醒剤精神病としてよいであろう。しかし覚醒剤使用を契機に分裂病が発病したと思われるようなことがまれにあり，今後の経過に注意を要する。

【退院後経過】2〜4週間に1回の通院治療を行い，ハロペリドール（4〜6 mg/日）の投与を続けている．1年半経過しているが，幻覚妄想の再発は見られない．しかし退院後は定職に就かず，多少，意欲の低下が認められる．

【治療と処遇上の問題】覚醒剤による幻覚妄想状態は不安や不穏を伴う場合が多く，自傷他害に及ぶことも少なくない．またなんらかの人格障害をあわせ持つことが多く，治療継続が難しい．また覚醒剤乱用のため幻覚，妄想が生じたことを認識させることも重要である．

【看護上の配慮】精神症状が消失してから，院外での飲酒，無断離院（翌日帰院）など逸脱行為が見られた．厳重に注意して入院継続としたが，病識を持たせる重要性と困難性が感じられた．

【ソーシャルワーク上の問題】退院後，薬物乱用者のための社会復帰施設や自助グループへの通所を指導したが，本人は通所を拒否した．

【要約と問題点】性格上問題があり，覚醒剤を1年半前と，受診1ヵ月前に使用したところ，幻覚妄想状態にいたったケースである．

　退院後ほぼ定期的に通院し服薬しているが，いまだ定職には就いていない．意欲も低下しており，性格上の問題とあわせて今後，地域機関の援助を得ながら，社会復帰援助をする必要がある．

| 症例 5 | 精神運動興奮状態 |

〈男　21歳　　同伴者：母親，兄，知人〉

【受診理由】2日前より，一睡もせず，興奮し，繰り返し大声でしゃべり続けるようになった。次第に興奮も強くなるため，家人が近医に相談し，知人の協力を得て精神科救急受診となった。

【状態と暫定診断】抱えられるように入室したものの，診察医の質問をまったく無視し，一方的に「ターチが，ジュンコが，そうだお前がターチだ」など支離滅裂にまくしたて，強い精神運動興奮状態にあった。診察時，37.9度の発熱を認めた。それまでは特記すべき身体的既往歴および精神的変調は認められておらず，受診3日前まで通常通りに勤務していたという。上記経過から，診断保留という意味も含め「急性精神病」と診断され，身体疾患の存在も否定しきれないため，速やかな入院加療が必要と判断された。母親の同意による医療保護入院の手続き終了後，鎮静処置が施行された。生理食塩水 100 ml・ハロペリドール 20 mg・フルニトラゼパム 4 mg を加えた点滴静注であったが，その3分の1量が滴下された時点で，強い呼吸抑制をみたので，ただちにアンビュウーバッグによる人工呼吸を開始した。3分後には自発呼吸は回復し血圧も安定したが，緊急時に備え静脈ルートを確保し，各種モニターを装着して入院となった。

【入院後の経過】入院3時間後には，覚醒し激しく興奮したため，再度の鎮静を必要とした。入院数日間は，鎮静による睡眠時以外は，顕著な精神運動性錯乱性興奮を繰り返した。1週間目には，服薬，食事摂取も可能となり全身状態は安定してきたが，「ようやく判ったんです。髪の毛が落ちているのをみて戦っていたんだと。お兄ちゃんと思っていたが父親だったんです」などと訴えた。入院2週間をすぎると，明らかな妄想気分は消失し，穏やかに病棟生活を送るようになった。その後，散発的に焦燥感が強くなり不安定になることはあったが，外泊を繰り返し入院88日目に退院となった。

【鑑別診断】精神症状発現の経過が唐突かつ急激であることから，症状精神病や器質的疾患との鑑別が重要と考えられた。しかし，神経学的精査，脳波，頭部 CT を含む諸検査の結果は，いずれも器質性精神障害を否定するものであった。退院後の経過も併せ，急性分裂病性挿話（ICD-10 では急性分裂病様精神病性障害）と診断した。

【退院後の経過】退院後，残遺症状を含め明らかな精神症状は認めず，1ヵ月の自宅療養後，職場に復帰した。なお，外来通院および抗精神病薬の服用は再発防止を主たる目的とし続けている。

【治療と処遇上の問題】本例では，入院時，鎮静化によって一時的にかなりの呼吸抑制の出現を見た。患者が激しい精神運動興奮状態にある場合，速やかな鎮静化は入院治療導入には必要かつ妥当な処置である。しかし，救急医療の現場においては，患者の薬剤効果に関する情報も身体的検索も十分に得られないまま，鎮静化を図らなければならないことが少なくない。その際の危険性は，救急医療に携わるものにとって常に十分認識されなければならない。そのことを本例は端的に示していた。

【要約と問題点】本例は，急性の精神運動興奮-錯乱状態にて精神科救急を受診し入院となった。精神症状の発現が唐突であり激烈であったことが，通常の診察ルートで対応できなかった原因であり，ひいては，急速鎮静時の呼吸抑制という緊急事態を惹起したといえた。

症例6　錯乱状態

〈女　29歳　同伴者：夫，義母，救急隊員〉

【受診理由】出産後12日目。家族の話によれば，陥没乳頭のため母乳が出ず，そのストレスから不眠がちであった。出産10日後に退院したが，多弁がちで気分が高揚した状態。次第に言動が滅裂となり，突然大声で笑いだしたり，落ち着かず窓から飛び降りようとする。退院2日目には暴れ出すなど興奮が著明となり，家族が警察に通報し精神科救急受診に至った。

【状態と暫定診断】受診時，茫乎として空をみつめていた。疎通はとれず，「違う，違う」など短い言葉を繰り返すのみで，夫にしがみつき落ち着かない状態であった。患者は両親の下で育ち，短大卒業後26歳まで会社勤め，この間24歳で結婚し夫との2人暮らしであった。病前性格は明朗，几帳面。これまで精神科的なエピソードはまったくなく，妊娠後も水泳を習うなど気分転換を図り，元気に過ごしていた。以上の経過から，今回の出産後に急性に現われた精神症状は，産褥精神病による錯乱状態が最も疑われた。向精神薬投与により精神症状の改善を図ることが必要と考えられたため，ジアゼパム(10) 3Aを静注し，ハロペリドール(5) 2A・プロメタジン(25) 1Aを筋注した。夫の同意による医療保護入院とした。

【入院後の経過】入院後も断片的でまとまりのない言動，壁に頭を打ちつける，トイレによじ登るなど不穏な行動，拒食がみられるため，補液や経管栄養をしながら薬物を増量した（1日最高量ハロペリドールで10→30 mg）。しかし上記状態の改善は一向にみられず，特に深夜に覚醒してはドアに体当たりするなどの不穏状態が続き，レボメプロマジン，クロルプロマジン（各々1日最高投与量100 mg，500 mg）の追加投与によっても効果がみられなかった。薬物に難治性の錯乱状態が続くこと，希死念慮が時にみられており唐突な行動による自傷行為の危険性が考えられたことなどから，入院1ヵ月後に夫の同意を得た上で電気ショック療法を施行した。施行9回で顕著な改善がみられ，上記錯乱状態は消失した。錯乱状態については健忘を残したまま，穏やかな状態となった。しかし入院2ヵ月後，外泊を開始した頃より，「職

員がキーワードで自分を示している」などと訴え，関係妄想，感情不安定，不安などを呈すようになった。漸減していた薬物を再び増量しこれらの症状は消失。その後，外泊中自宅でも穏やかに過ごすため，入院約3ヵ月後に退院となった。

【鑑別診断】産褥期に起こる精神病状態としては，いわゆる産褥精神病の他，反応性精神病，精神分裂病，非定型精神病などが挙げられる。病歴からは反応性精神病は否定的。軽快退院後，妄想状態は消失したものの，病前の活発さに欠け行動や思考の緩慢さが目立ち，これまでこなしてきた主婦としての適応能力も著しく低下していた。錯乱状態消失後も妄想などの精神病症状が認められ不安定な状態が続いたことや病後の人格水準の低下などから，産褥期を契機に発症した精神分裂病と考えられた。

【退院後の経過】退院後は，休養に専念できるようにとの周囲の配慮により，両親とともに生活している。精神的には安定しているものの活動性に欠け，育児はまったくできない。少しずつ，母親のサポートを得ながら家事手伝いをしている。

【要約と問題点】産褥期を契機に錯乱状態を呈し，不穏，興奮状態が著明で自殺企図の危険性もあったことから，救急入院に至った症例である。薬物に難治性の錯乱状態は，電気ショック療法が著効した。診断的には，産褥期を契機に錯乱状態で発症した精神分裂病と考えられた。人格レベルの低下をきたし，適応力は不良である。今後本人が安心できる環境の中で徐々に適応力を養えるように，家族も含めサポートしていくことが必要である。

症例7　躁状態

〈男　42歳　同伴者：妻〉

【受診理由】救命救急のM内科医より患者の診察の依頼があった。以前M医師が診察したことのある患者が，N病院で大声をあげて騒ぎだしたが，「M先生の診察なら受ける」と言うため，妻が当院へ連れてきたのだが，精神科的に問題があるらしいとのことであった。

妻の精神科受診申込によって，救命救急外来で診察を開始した。妻によれば，患者は以前より大酒家であった。7年前に母親が死去した時に，易怒的となり暴力も見られたが，約2週間で自然に落ちついた。3年前にも退職後に飲酒量が増えて易怒的となったものの，1ヵ月で改善した。今回は4ヵ月ほど前から多弁・多動，易怒的となり，仕事もうまくいかず解雇寸前となっていた。当日は，足の骨折の治療のためN病院を受診していたが，職員の態度が悪いと激怒し，灰皿を倒すなどしてわめき散らしたという。継続的な精神科治療は受けていなかった。

【状態と暫定診断】本人は努めて平静を装おうとしたが，多弁・多動で理屈っぽく，焦燥感が顕著で，アルコール臭が認められた。N病院での出来事については，「転んで大声をあげただけだ」と合理化した。杖をついており，患者によれば両膝と肋骨に骨折があるという。躁病の躁状態であり，精神科的治療が不可欠の状態であったが，患者は病識がなく治療を拒否した。そこで妻の同意により医療保護入院とした。ジアゼパム(10)4Aを静注して入眠させたのち，ハロペリドール(5)1A・レボメプロマジン(25)1A・プロメタジン(25)1Aを混筋注し，保護室に収容した。ここ数日の食事摂取が不良であり，飲酒もしているため持続点滴とし，さらに不穏による点滴の自己抜去のおそれがあるので，指定医の指示により告知し四肢抑制のうえバルーンカテーテルを挿入して身体管理を行った。

【入院後の経過】翌日まで良眠し，やや落ちついたものの，相変わらず治療は拒否した。骨折に関しては，整形外科医の診察の結果，古い骨折でボルトが入っているが，特別の治療を要さないとのことであったので，地域の病院に転

院して治療を継続することとなった。

【治療と処置上の問題】一般の精神病院は身体疾患に対する治療設備が整っていないことが多いため，他院に転院する場合は，身体合併症の有無の念入りなチェックが必要である。

【ソーシャルワーク上の問題】救命救急から診察を依頼された精神科救急のケースである。人権に十分配慮して，精神保健福祉法に則って診察，入院を進めなければならず，その際，家族の理解と協力が不可欠である。今回，患者は初めて精神科医療に結びついたので，保護者となるべき妻も，本当に精神疾患なのかどうか，強制入院させてよいのかという迷いが見られた。そこで病状と治療の必要性をよく説明したうえで，入院の同意に対する意思を十分に確認した。

　また場合によっては，精神保健福祉法に対する誤解から保護者になることに抵抗を示す家族もいる。そのような場合，保護者は民法上の全責任を負うわけでも，患者に対して強制力を行使するわけでもなく，患者を保護し治療環境を整える役割を持つことを，丁寧に説明すべきであろう。

【要約と問題点】救命救急から依頼されて精神科救急の受診となったケースである。受診申込み，医療保護入院の同意など，保護者となる妻の意思に対する配慮を要した。保護室隔離や拘束は指定医業務であり，十分な説明と告知，診察と診療録への記録が要求される。

症例8	躁状態

〈女　36歳　　同伴者：父，担当教師，警察官〉

【受診理由】 患者は東京で単身生活をしていた。准看護婦の資格を持っていたが，正看護婦となるために，その年の4月に若い人の多い看護学校に入学した。入学当初からいろいろと役を引き受けるが実行力が伴わず，級友から浮き上がっていた。夏頃から多弁で話がまとまらなくなり，欠席も多くなり学業についていけなくなった。そこで担当教師が面接をして注意を促したところ興奮し，筋の通らない抗議や脅迫の電話を繰り返すようになった。心配した教師が故郷の九州の父親に連絡をとり，上京を待って警察の協力を得て来院させた。父親によれば，患者は32歳のときに躁状態で発症して3回の入院歴があり，35歳で親の反対を押し切って単身上京したが，病歴を隠して近医で眠剤をもらうだけで，精神科の治療は受けていなかったという。

【状態と暫定診断】 来院時，化粧は乱れ汚れた身なりであった。上機嫌の一方で易怒的であり，誇大的な内容を一方的にまとまりなく話し続けた。幻覚や妄想気分は認められなかった。躁うつ病の躁状態と診断された。病識がなく入院を拒否するため，父の同意による医療保護入院とした。ジアゼパム(10)2Aを静注して入眠させ，さらにハロペリドール(5)2A・プロメタジン(25)1Aを混筋注し，保護室に収容した。

【入院後の経過】 ただちにハロペリドール9 mg＋クロルプロマジン75 mg＋レボメプロマジン25 mgを主剤とする薬物治療を開始した。しかし多弁・多動やまとまりのない言動，不眠が継続したため，ハロペリドール18 mg，ゾテピン200 mgまで薬物を増量したが改善せず，保護室の使用が長引いた。さらに薬物によると思われる発疹も出現したため，入院後3週間目から，保護者の同意を得て，全身麻酔下での無けいれん電気ショック療法を4回施行した。病状は急速に改善し，一般室への移室が可能になり，治療の協力も得られるようになった。しばらくはなお高揚状態が続いたが次第に鎮静し，やや意欲が低下した状態で安定した。外泊を繰り返し，入院後約3ヵ月で退院とし，東京で単身生活を続けることになった。検査では，甲状腺機能，脳波とも異

常はなかった。

【退院後の経過】単身生活を問題なく続けながら，定期的に外来通院を続けている。看護学校は退学となったが，退院2ヵ月後に独力でアルバイトの場を得た。

【看護上の配慮】患者自身が准看護婦のため，発病したことで病棟の看護職員に対して劣等感を抱き，代償的と思われる尊大な態度が目立った。医者の指示には従うが看護婦の指示には従わなかったり，横柄な振る舞いも見られた。一般的に，躁状態の尊大な患者に対しては，病棟職員が陰性感情を持ちやすい。病棟ミーティングなどを通してこうした陰性感情を解消し，治療的に接していくことが大切であった。

【ソーシャルワーク上の問題】看護学校に関しては，担当教師は，復学は難しいとの判断であり，父もそれに同意した。ある程度病状が改善したところで，担当教師から本人に直接その由を話してもらった。1, 2週間逡巡したが，結局本人もそれを受け入れた。また退院後の処遇に関しては，父親は帰郷を希望し，治療上も面倒を見てくれるひとがそばにいるのが望ましかったが，患者は東京で単身生活を続けることを希望した。何度か話し合いを行った結果，患者の故郷は閉鎖的で仕事も少ないというため，本人の意思に反して故郷にもどしても再び飛び出してしまう可能性が大きく，東京で単身生活を続けることで父親も同意した。

【要約と問題点】躁うつ病の躁状態を呈した症例である。向精神薬による発疹のため無けいれん電気ショック療法を施行した。誇大的言動に対する職員の対応と，学校や退院後の処遇が問題となった。

症例9　うつ状態

〈女　43歳　　同伴者：警察官〉

【受診理由】 午後6時頃，公園内でガソリンをかぶりライターで火をつけ焼身自殺をはかろうとしていたところを，通行人に止められ，警察に保護された。警察官の指示には素直に従ったが，名前も住所も話さないため救急受診となった。

【状態と暫定診断】 服装は整っており不潔なところはない。しかし，うつむきかげんで表情は暗い。緘黙でしばらくの間，本人の精神状態は不明確であったが，徐々に質問に答えるようになり，重い抑うつ状態にあり罪業妄想による自殺企図であることが判明した。

　本人によると，関東にて生育し，3人姉妹の末子。一度結婚したが，離婚となり両親と3人で暮らしていた。仕事はデパートの販売係。6ヵ月前に父親が，2ヵ月前に母親が相次いで病死した。その葬儀が終わった頃から気分が落ち込み，デパートも退職した。睡眠障害があり，食欲も低下していた。「生きるのが苦しい。自分が両親を死なせてしまった。死ななければならないと思った」と言うものの，入院には拒否的であった。

　抑うつ気分，罪業妄想，自殺念慮が認められ重症のうつ病と診断し，今後も自殺企図のおそれがあり，家族との連絡もとれなかったため，緊急診察にて措置入院となった。フルニトラゼパム(2) 2 A ＋生理食塩水 10 ml の静注，ハロペリドール(5) 1 A・ビペリデン(5) 1 A の筋注を行い入院させた。

【入院後の経過】 抗うつ剤を投与し安静を保たせたところ，入院7日目には抑うつ状態が改善し始め自殺念慮もほぼ消失してきた。しかし，うつ状態は表面上改善しているように見えても，罪業感，自殺念慮が全快するまでには長期間を要する場合が多く，自殺企図も抑うつ気分，精神運動制止が改善してきて起こりやすい。そのことを考慮し，すぐに退院ということではなく，40病日から1週1回，自宅へ外泊を許可し，入院3ヵ月で退院とした。

【鑑別診断】自殺企図の手段が，ガソリンを頭からかぶって火をつけようとするかなり奇異な行為であり，診察時も緘黙であったため，精神分裂病も疑われた。しかし抑うつ気分と罪業妄想が主症状で，その後の経過中にも分裂病性の症状は見られず，最終的には反応性うつ病と診断した。

【退院後の経過】2週に1回の外来通院治療を行った。抑うつ気分，罪業妄想はすっかり消失したが，睡眠障害は退院後3ヵ月続いた。8ヵ月目には治療を終了とした。

【治療と処遇上の問題】罪業妄想，自殺念慮が前景に出ているうつ病であったので，措置解除や自宅外泊の時期の判断に慎重を要した。なおうつ病の患者に対しては「元気を出しなさい」「がんばりなさい」という励ましの言葉は罪責感を高めてしまうので禁忌である。

【看護上の配慮】自殺念慮が強かったので入院中の自殺企図には十分の配慮を行い，必ず改善することを告げ，安静にさせ自然の経過の中で抑うつ状態が改善してくるのを待った。

【ソーシャルワーク上の問題】1人暮らしであり，入院後も家族との連絡には時間がかかった。退院しても1人で生計を立てて行く必要があり，しばらくの間家族に協力を要請した。

【要約と問題点】両親と3人暮らしをしていたが相次いで両親が亡くなり，それを契機として抑うつ気分，罪業妄想が生じ，自殺企図に及んだうつ病のケースである。幸い通行人に発見され警察に保護され，自殺企図は未遂に終わり救急受診に結びついた。しかし家族との連絡がすぐにはとれず，自殺企図の危険が大きかったので措置入院とせざるを得なかった。退院後，再発予防が心配され，生計を立て直すことがなかなか困難で長期間のフォローアップを必要とした。

症例10　うつ状態

〈男　38歳　同伴者：母親，救急隊員〉

【受診理由】スナックを経営し，そこで働いていたが，午後3時頃，知人に「気分が悪いから救急車を呼んでほしい」と訴え，近くの救急病院に運ばれた。しかし「死にたい」と言い，言動不穏で診察にならないと言われ，救急車で精神科救急に受診となった。

【状態と暫定診断】全身を硬直させ緊張している。診察医の質問に対してまともに答えられない。「もうだめです……死にたい……」と繰り返し，急に立ち上がって出て行こうとする。不安，焦燥感の強い抑うつ状態と考えられた。

　母親によると，関東にて生育。2人同胞の第2子。性格は神経質で小心，几帳面。中学校を卒業し，いろいろな職に就いたが長続きしなかった。

　24歳で結婚したが1年半で離婚になった。その時，悲観，絶望して腹部を包丁で切り，1ヵ月間外科に入院したことがあったと言う。その後は精神的にも安定し，30歳からスナックを経営している。

　今回受診の2週間前に父親がガンで死亡し，その頃から不眠が生じ，上腹部の不快感を訴えていた。近くの内科を受診したが異常所見なしとの診断であった。落ち着きのなさ，不眠は続いていたが救急受診の当日まで働いていた。

　不安，焦燥感，自殺念慮，不眠，抑うつ気分が前景にあるうつ病と考えられた。本人は体の具合が良くないという認識はあったがうつ状態に対する病識はなかった。

　フルニトラゼパム(2) 2 A＋生理食塩水 10 ml を静注し，ハロペリドール(5) 2 A・ビペリデン(5) 1 A を筋注し鎮静させ母親の同意による医療保護入院とした。

【入院後の経過】翌日にはかなり落ち着き，会話ができるようになった。現在の状態を説明し，しばらく安静休養が必要と説明した。抗うつ剤と抗不安剤（マプロチリン 150 mg＋ブロマゼパム 15 mg/日）を投与し，14病日には抑うつ状態はほぼ改善した。自宅への外泊を週1回行うようになり2ヵ月目に

軽快退院となった。

【鑑別診断】病前性格が神経質で小心，精神的葛藤を持ちやすい性格であり，父親の死を直接的な契機として発症していることから心因反応も考えられた。しかし，受診時には父親の死は抑うつ状態の主たるテーマとなっておらず，それは契機にすぎなかったこと，重い抑うつ状態で病識がほとんどなかったことや既往歴などから内因性うつ病と診断した。

【退院後の経過】2週に1回の外来通院治療を約6ヵ月行い，入院時の病状に対する洞察も可能となったので治療を終了した。

【治療と処遇上の問題】発病時は不安，焦燥感から自ら治療を求め生命救急を受診したが，精神科的には病識が不十分であったので医療保護入院とした。不安，焦燥感に対して初期には鎮静剤の筋注（ハロペリドール5〜10 mg/日）を要した。

【看護上の配慮】自殺念慮を口にし，不安，焦燥感をやわらげるために頻繁のベッドサイドへの訪問を必要とした。

【ソーシャルワーク上の問題】1人暮らしであるため退院後の生活上の支えを必要とし，母親に援助を依頼した。

【要約と問題点】父親の死を契機として，抑うつ状態となったが，自ら知人に助けを求め一般の救急病院を経て精神科救急受診となったケースである。うつ病では不眠，食欲不振，体のだるさなど身体症状で内科医のところを訪れることが多い。このケースでも精神科受診前に内科医を訪れており，その時点での治療ないし精神科への紹介が可能であったが，それはなされていない。

症例11　拒　絶

〈男　19歳　同伴者：両親，伯父〉

【受診理由】午後7時頃，自室をうろうろと歩き回り，急に電話線をハサミで切る。心配した両親が患者を連れて受診となった。

【状態と暫定診断】表情は堅く，椅子に座ったままほとんど話さない。脈，血圧を測ろうとすると拒否する。話しかけても返事をしない。

　　両親によると，関東にて生育。2人同胞の第1子。高卒後，大学受験をめざしていたが大学には合格せず，専門学校に通っていた。しかし大学入学があきらめきれず，再び受験勉強を1ヵ月前から始めていた。その頃から落ち着かなくなり，両親に攻撃的になり暴力を振うこともあった。2，3日前から言動がまとまらず，両親に対して「これは何だ，白状しろ……」と意味不明のことを言ったり，ベッドに寝ているか，家の中を徘徊するようになった。受診当日は「何か聴こえる……」といい，電話線を切ったという。

　　拒絶症状の根底に幻聴，被害関係妄想，思考障害などの症状が存在することが示唆され，初発の精神分裂病と考えられた。フルニトラゼパム(2) 2 A＋生理食塩水 10 ml を静注し，ハロペリドール(5) 2 A・ビペリデン(5) 1 A を筋注し鎮静させ，両親の同意による医療保護入院とした。

【入院後の経過】入院2病日まで拒絶的で食事も服薬も拒否したので，ハロペリドール 20 mg/日を含む点滴を持続して行った。3病日からは徐々に治療者の話に応答するようになり，少しずつではあるが食事も摂取し，服薬の必要性を根気よく説明したところ薬も服用するようになった。薬はハロペリドール 20～30 mg＋クロルプロマジン 200～300 mg/日を投与した。徐々に病的体験は改善し，21病日には退院，外来通院治療とした。

【鑑別診断】受験に失敗し，再度受験することを決意し受験勉強を開始した直後の発病であるので反応性の疾患も考えられた。しかし入院中，退院後の経過から最終的に精神分裂病と診断された。

【退院後の経過】2週に1回の外来通院を続けており，ハロペリドール 6～9 mg/日の投与で安定している。

【治療と処遇上の問題】拒絶を呈する患者に対しては点滴あるいは経管栄養などの治療を強制的に行わざるを得ないこともある。またあまり拒食，拒薬が続く場合，身体的に危険な状態にいたることもあるので，早めに電気ショック療法を施行しなければならない場合もある。

　しかし，また一方，患者は治療者の処置に対してまったく拒絶していることは少なく，半信半疑のこともあり，共感的で支持的な態度で治療の必要性を説明すれば意外と拒絶的態度は和らいでいく。

【看護上の配慮】治療者の言葉に反応がなくとも，点滴，注射などの際に常に安心感を与えるような言葉と態度が必要である。また拒絶を示す患者に対しては逆に，治療者がいらだちや攻撃性を持ちやすく，その点をいつも念頭に入れて看護にあたることが肝要である。

【ソーシャルワーク上の問題】拒絶的な患者はしばしば名前，住所を明かさないことがあり，そのため身元を確認するのに時間がかかることも多い。

【要約と問題点】当初は"拒絶"を主症状とした精神分裂病のケースであるが，初期に向精神薬を点滴静注することにより早期に症状は改善した。

ひとくちメモ **2**

緊急措置診察について

　いわゆる措置症状に該当する場合で，本人の受診申し込みが得られず，保護者の同意が得られない時（多くはその所在が不明の場合であるが）には，指定医1名による緊急措置診察がなされ，要措置と診断されれば，72時間以内に別の指定医2名による本診察がなされ最終的な措置要か不要かの判断がされることになる。

　この本診察の際には，その後当該患者の治療にあたる病院以外の指定医による診察であることが望ましいのは当然であろう。

症例12　健　忘

〈男　24歳　同伴者：警察官〉

【受診理由】受診前日の午後7時頃，路上で通行人に「道がわからない……病院へ行きたい……」と話しかけたため近くの警察まで案内され，保護された。姓名，住所など生活史の全てを忘れてしまっていた。翌日，精神保健法24条に基づく診察を受け非措置要入院となり，精神科救急受診となった。

【状態と暫定診断】身なりは清潔で会話や態度もきちんとしている。ほとんどのことを思い出さないが，自宅の周囲の様子や両親，妹の顔はぼんやりと思いうかぶという。

　　全生活史健忘と診断し応急入院とする。

【入院後の経過】生活史を忘れていることを除けば，著しい精神症状は認められない。応急入院後，入院形態を発見地の区長同意による医療保護入院とし，同時に生活保護の申請を行う。11病日，ある地下鉄の駅名を思い出す。記憶は時間が経過すれば自然と戻ることを話し，あせらないようにと指示する。12病日，ある宗教団体の信者であることを思い出す。17病日，緊張した面もちで主治医に面接を申し込む。ここ2，3日で記憶をほとんど取り戻したという。姓名，住所，自宅の電話番号を思い出す。18病日，父親が来院し，区長同意を父親の同意の医療保護入院に切り替えた。

　　（生活史および現病歴）関東にて生育。4人同胞の第2子。高卒後，大学に入学したが2年の時，書き置きをして家出し，大学は中退となる。1年後帰ってきたが，家出はその後も2，3回している。その中で1回は今回と同様に全生活史健忘となり精神病院に入院している。今回は1ヵ月前にローンの返済に困っており，その頃また家出をし，健忘状態になり，今回の受診となったことが判明した。

　　その後順調に経過し35病日に退院となる。

【鑑別診断】このケースは，何回も家出を繰り返しており，今回も含めて2回の全生活史健忘を呈している。いわば"ストレスに対する耐性の低い"人格障害を根底とする心因性（ヒステリー性）の全生活史健忘と考えられる。

鑑別すべき疾患としては脳器質性疾患,精神分裂病などがある。特に精神分裂病では拒絶の一症状として,氏名,住所などを語らない場合があり,狭義の全生活史健忘との鑑別に注意を要する。

【退院後の経過】2週に1回の外来通院を行ったが,安定したので2ヵ月で治療終了とした。

【治療と処遇上の問題】記憶を失うにはその心因があり,その記憶を取り戻すことは多かれ少なかれ苦痛を伴うことは十分考えられた。患者が記憶を取り戻すまで,治療者があせらず見守ることに終始した。

【看護上の配慮】記憶を失っていることは不安感を伴うので,せっかちな対応を避け,じっくりとゆとりを持って接触をはかることにした。精神状態が状況によって急変することも予想されたので細かい言動の変化にも気をつけ,観察,看護を行った。

【ソーシャルワーク上の問題】身元に関する情報がなく,本人が記憶を取り戻すのを待つしか方法がなかった。しかし入院費の心配のないよう発見地の福祉事務所と連絡を保つ必要があった。

【要約と問題点】"ストレスに対する耐性の低い"人格障害者が借金というストレスを契機として全生活史健忘を呈したケースである。幸いにも短期間で記憶を取り戻し,精神的にもひどく不安定になることはなかった。しかし,家出し何日も家に帰らないことを繰り返したり,今回と同様の全生活史健忘のエピソードもあり再発が懸念されるケースである。家族と連絡をとり,支持的な環境設定をする必要があった。

症例13　無為自閉的性格変化

〈女　43歳　同伴者：兄，救急隊員〉

【受診理由】靴を洗濯機に入れたり，興奮して窓ガラスを割ったりするため，兄に付き添われて夜間救急を受診した。半年ほど前に精神分裂病の昏迷状態の診断で，M病院で入院治療を受けていたという。

【状態と暫定診断】患者は25歳頃に精神分裂病を発症した。それまで保護者となっていた兄も未治療の精神分裂病と思われるひとで，患者に一貫した治療を受けさせなかった。そこで治療が中断されては再発するというパターンを繰り返し，すでにあちこちの病院に8回の入院歴があった。4ヵ月前にM病院を退院したあとは通院も服薬もせず，無為自閉の生活を送っていたが，1週間ほど前から電話線をカッターナイフで切るなどの異常行動が出現した。そこで兄が，日中，M病院に入院を依頼したところ断られたため，救急隊を呼び，救急受診となった。

　痩せて衰弱が目立ち，垢まみれで悪臭がした。昏迷状態で，閉眼したままで呼びかけに反応はなかった。慢性分裂病の昏迷状態と診断し，夫との連絡がとれないため応急入院とした。フルニトラゼパム(2) 1 A＋生理食塩水 5 ml を静注して入眠させ，保護室に収容した。

【ソーシャルワーク上の問題】措置要件は満たさず，患者から入院の同意もとれないため，まず医療保護入院を考えた。兄によると患者は最近結婚したとのことなので，保護者である夫の同意をとろうとした。しかしどうしても連絡がつかず，結局応急入院となった。翌日夫の来院を待って，以前に入院したことがある病院に転院の予定であったが，夫より交通事故で行けないとの電話があった。この電話に不信を抱き，ソーシャルワーカーが保健所や福祉事務所に連絡して情報収集をしたところ，次のような事実が明らかになった。すなわち，これまでの入院時に，兄は酔った状態で面会をしたり，入院費を踏み倒したりしており，地域では有名な兄妹で，入院させてくれる病院はないだろう。兄が相当の遺産を管理しており，患者の夫はおそらくその金を目当てに患者と結婚したと思われ，患者を援助する意思がない。福祉も，兄に

遺産があり夫が非協力的なため手を出せないとのことであった。何度も説得したにもかかわらず夫の協力は得られなかった。しかし，患者はあくまでも治療を要する病的状態にあり，患者にも結局は「いままでたらい回しばかりされてきた」と，自ら継続的な治療を希望する発言がみられた。家族のために治療の機会が奪われてはならない。兄と夫が保護者の義務を果たせないため，市長同意による医療保護入院に切り替え，本人の希望で世帯分離と離婚の申請を行い，生活保護の適用となった。こうして経済的に家族から切り離して家族の干渉を防ぎ，リハビリテーションも含めて十分な期間の入院と一貫した治療が可能となった。そのため東京都の精神保健課や保健所，福祉事務所とも協議のすえ，本人の同意も得てリハビリテーションが可能な公立精神病院に転院とした。

【要約と問題点】治療が必要な精神分裂病患者が，家族自身の精神科的問題や非協力のために，発病以来20年間にわたって一貫した治療が受けられず，地域も手をさしのべることができないまま，いろいろの問題をもって事例化したケースである。このようなケースへの対応は精神医療にとって常に大きな問題であり，地域のさまざまな機関の連携を必要とする。

症例14　昏　迷

〈男　41歳　同伴者：警察官〉

【受診理由】寿司屋の店員をしているが，午後10時頃，持っている包丁で同僚の店員の腹部を刺し，全治2週間の傷を負わせた。その後その場に立ちつくしていたところを傷害の現行犯逮補となった。警察でもじっと動かず一言も話さず救急受診になった。

【状態と暫定診断】両手を抑制されて来院。抑制を取っても体を緊張させて両手をこきざみに振るわせている。話しかけても答えず，時に両目を強く閉じるしぐさをする．診察台にのせようとしても体を硬直させる。体温は正常だが，脈は120と速く，血圧は160/100と高い。しかし心音，肺野（呼吸音），腱反射には異常所見はない。緊急措置診察が認められた。ジアゼパム(10) 3 A をゆっくりと静注したところ途中で緊張が少しとれ「何をするんですか……」という。質問してみると「耳から電波がはいる……殺せという声がしたので刺した……」と答えるが家族に関する情報はえられなかったので緊急措置入院とした。そのまま入眠させレボメプロマジン(25) 1 A・ハロペリドール(5) 1 A・ビペリデン(5) 1 A を筋注した。翌日には会話が可能となり本人から病歴を聴取できた。

　　東北にて生育し，4人同胞の第1子。地元で高校を卒業した後，トラック運転手，配管工などの職を転々とした。25歳で東京にでて来て寿司屋に勤めた。今働いている店は1年前から雇われており，その前，数回店を替えている。独身。受診の1ヵ月前から周りの人が自分のことを見ている気がしていたと言う。電車に乗ると，ある団体の人が大勢で自分を追いかけて来た。2，3日前から耳に電波が入るようになった。〈殺せ〉と聴こえてきたので同僚を刺したという。今まで精神科受診歴はない。

【入院後の経過】持続点滴を行い，ハロペリドールを点滴で1日20〜30 mg 投与し，入院後3日目には昏迷状態は改善した。服薬するようになってからはハロペリドール10〜20 mg/日を服用させ，7日目には被害関係妄想，電波体験，幻聴も消失し病棟内で落ち着いて過ごせるようになった。その後順調に回復し，1ヵ月後には措置解除とした。故郷の家族に連絡をとり，入院2ヵ月で，家族のもとへ退院した。

【鑑別診断】このケースでは入眠のためのジアゼパム静注時に得られた情報から根底に病的体験（被害関係妄想，幻聴など）が存在することが推察され，分裂病性の昏迷状態と診断することは比較的容易であった。

【退院後の経過】継続治療と家族の支えを必要としたため，家族の住む地域の病院に紹介した。

【治療と処遇上の問題】幸い昏迷状態はすぐに改善したが，急速に病的体験が生じ傷害事件に発展したところがこのケースの特徴であり，今後再発時にも同様な経過をとる可能性がある。長期に外来通院治療を続け再発を防止することが必要である。

【看護上の配慮】昏迷状態のときは周囲に対する恐怖感を持っており，それをやわらげる必要があった。また病的体験に基づくとはいえ同僚に傷害を負わせており病識が生じてくるにつれて罪悪感をいだくようになり，その対策として病状を説明し病的体験に基づく行為であったことを話し，自分の力では避けられないところもあったことを説明し，罪責感をやわらげるよう配慮した。

一般に昏迷状態については次のような配慮が必要となろう。

①自分でほとんど身体を動かさず，訴えない状態なので，特に身体面の観察に注意をはらう（清潔，栄養保持に努め，便秘，褥創，その他身体的苦痛などの有無に注意する）。

②合併症（肺炎，肝炎など）の予防，対策も必要とする。

③他患者からの刺激をさける目的で保護を要する（必要に応じて保護室への収容など）。

④昏迷状態とはいえ狭義の意識障害とは違い治療者のやりとりを承知しているので言動，対応に配慮を要する。

⑤また症状が変化し，突然に興奮，衝動行為を呈することもあるので精神面の観察，看護も怠ってはならない。

【要約と問題点】急速に被害関係妄想，電波体験，幻聴が顕在化し，幻聴の命ずるままに他人に傷害を負わせ昏迷状態におちいり，救急受診し措置入院となったケースである。幸いに昏迷状態は早期に改善し，家族のもとへ退院させることができた。

| 症例15 | 昏　迷 |

〈女　36歳　同伴者：警察官〉

【受診理由】午後5時頃，路上を上半身裸になって歩いているところを警察官に保護された。警察でも一言も話さず，時に両手を頭の上に上げたり奇妙な動作をする。

【状態と暫定診断】診察時にもまったく喋らず，目を閉じて体を硬くしている。診察台にのせて瞳孔を調べようとすると目をかたくつぶってしまう。体温，脈拍，血圧など異常所見なく，体にも外傷などの形跡はない。昏迷状態と判断された。

　患者を保護した近くに預金通帳が捨てられてあり，その住所と名前を照会したところ，預金通帳は患者のもので，母親に電話で連絡がついた。

　母親によると，関東にて生育し，3人姉妹の第1子。専門学校を卒業し主に事務系の仕事をしていた。未婚で1人暮らし。今まで精神変調をきたしたことはない。2年前から現在の会社で働くようになったが，母親に仕事が忙しいとこぼしていたという。2週間前から会社を休んでいたらしい。

　ジアゼパム(10)2Aをゆっくりと静注すると少し緊張がとれ，小声で「こわい……助けて……」とつぶやく。根底に被害関係妄想が存在し，昏迷状態を呈した精神分裂病と考えられた。母親の同意による医療保護入院とした。

【入院後の経過】翌日にはやや緊張がとれているものの，拒食，拒薬の状態で，ハロペリドール10〜20mg/日の筋注と，水分をも摂取しないため持続点滴を5日間要した。6病日目には少しずつ食事をとるようになり，服薬もするようになった。1ヵ月過ぎには週1回の母親のところへ外泊を開始し，2ヵ月過ぎには軽快退院となった。

【鑑別診断】鑑別すべき疾患として意識障害をもたらす脳器質性疾患やてんかんがある。しかし，詳しく診察すると意識は清明であることや病的体験の存在から分裂病性の昏迷状態と判断された。

【退院後の経過】退院後，定期的に外来通院をしている。ハロペリドール3～9mgの投与で安定しており，活動性もでてきて，ほぼ発病前の状態に回復した。しかし勤めていた会社は本人が続ける自信がなく退社となった。

【治療と処遇上の問題】昏迷状態から回復させるまで身体的，精神的両面の治療を要した。このケースでは身元が早く確認できたが，昏迷状態では，それが改善するまで身元が判明しないことも多い。

【看護上の配慮】昏迷状態には，背景に幻聴や被害関係妄想などの病的体験が存在することが多く，患者は非常な恐怖感を持っていることがしばしば認められる。昏迷状態のときでも言葉による精神的な支えが必要である。

また看護者の言葉のやりとりを昏迷状態とはいえ本人は承知していることがほとんどであるので不用意な言動，対応を行わないように配慮を要する。

【ソーシャルワーク上の問題】早期に家族との連絡をとり患者の情報を集めることが，治療，患者の処遇にも必要であった。

【要約と問題点】仕事での過労を契機として，36歳で昏迷状態で初発した精神分裂病のケースである。後に被害関係妄想が根底にあることがわかった。向精神薬の筋注と持続点滴で比較的早期に昏迷状態を脱した。

1人暮らしで家族との接触が少なく，被害関係妄想から徐々に病状が進行し，昏迷状態になるにいたった。家族，同僚の支えが早期に必要であったケースと言えよう。

| 症例 16 | 攻撃性 |

〈女　49歳　同伴者：夫，警察官〉

【受診理由】 2～3日前より些細なことで怒りすぐ刃物を持出す．本日団地の5階にある自宅から飛び降りようと窓ガラスに向かって突進したり，ガス栓を開けたり，舌をかむなどの異常行動があり，夫が110番通報し保護され精神科救急受診となった．

【状態と暫定診断】 一応の礼容は整っている．「警察と夫に騙されて連れて来られた，私は何も困ることはありません．お薬もいりません」と主張し，来院前の異常行動についても否定する．拒絶的で取り付く島のない応対である．夫によれば，7年前「自宅に近所の奥さんが入って来て米を取っていった，勝手に電話を使った」など被害的になりJ大精神科に半年通院して落ち着いたことがある．本年になって，再び被害的言動が増え，半年前に約1ヵ月T大精神科に精神分裂病の診断で入院した．退院後は服薬せず，本件の4ヵ月前から中断していた．2ヵ月前より一層被害的となり，近所の奥さんを強制的に警察に連れて行ったり，郷里にいる夫の弟が「子供から鍵を取上げて，自宅に侵入する」といって警察に被害届けを出したりしていたという．精神分裂病妄想型，精神運動興奮状態と診断．夫の同意による医療保護入院．ジアゼパム(10)3A静注で入眠せず，イソミタール0.25gを静注して入眠後入院となった．

【入院後の経過】 入院後も「明日，仕事だから出して下さい．私は何でもありません．主人と警察とで勝手に私を強制的に入れたんです」と主張し，入院治療の必要性を説明してもまったく受入れず，入院告知の文書を「なんだ，こんなもの」といって破り捨てた．「(夫の)弟が私の子供から鍵を取上げて家に入る」と被害妄想に基づく発言を断固とした口調で訴える．易怒的，易刺激的で，服薬はおろか，食事すら取らぬ状態であり，ちょっとした処置に対しても抵抗し，興奮する．入院翌日より，夫の同意を得て，電気ショック療法を5回施行．施行後は易怒性は減少し，服薬(主剤はハロペリドール18mg)をするようになった．入院後約2週間でかたくなな態度も減り，「夫に

対する恨みもなくなった」と語るようになった。その後家族のもとに外泊し，経過良好のため1ヵ月で退院した。

【退院後の経過】 当院外来に継続通院。

【処遇上の問題】 強固な被害妄想があり，病識は皆無であり治療への導入，精神症状の鎮静に困難を要した。そのため入院直後には精神症状の急速な鎮静が必要とされた。

【看護上の配慮】 入院直後には興奮して看護者につかみかかることもあり，保護室を訪室する際には必ず2人以上で訪室する，夜間帯は睡眠を十分確保できるよう不眠時の処置を交代時や回診時など人手の多い時に行う，また服薬の確認と拒薬時には早目に筋注を施行するなどの配慮が必要であった。言動が温和になってからは受容的に接し，治療継続の必要性が理解されるように勤めた。

【ソーシャルワーク上の問題】 医療機関を転々とし，治療中断による再燃を繰り返してきていた。本人はもちろん家族（特に夫）に対しても通院治療の重要性を十分に説明するとともに，保健所の訪問指導をはじめ，地域の社会資源を活用し今後の治療の継続をはかった。

【要約と問題点】 妄想の対象者に対して攻撃的な行動，再発を繰り返し，事例化した精神分裂病妄想型のケース。入院直後は医療スタッフに対しても攻撃的であり，病識は皆無で拒薬もあるため，電気ショック療法や抗精神病薬の筋注などによる急速な精神症状の鎮静が必要とされた。これまで2度の治療中断とそれによる精神症状の増悪があり，今後継続的な外来治療が必要であるが困難さも予想される。

症例17　攻撃性

〈男　46歳　　同伴者：妻，警察官〉

【受診理由】深夜タクシーに女性が乗り込もうとしている時，空いていたドアから突然車内に入り込み，助手席へ移り，運転手の手や顔にかみつくなど暴行を働き，通行人より110番通報され保護されて精神科救急受診となった。

【状態と暫定診断】四肢抑制され，さらに保護シートにくるまれ来院。うす汚れた服装。抑制を解除すると緊張した表情で一気にまくしたてる。「株券を騙しとったことをもみ消すために，証券会社に殺される」「母親が親戚と一緒になって精神病院に入れようとする」「母に電話すると今どこにいるか聞く。それは自分を捕まえるために警察等に指示を出すために違いない」「タクシーの運転手も妻も信じられなくなった」など被害-迫害妄想を述べる。

　妻によれば，大卒後銀行員として20年以上まじめな勤務ぶりであった。事例化の3日前より株で大儲けするといって株の信用取引を始め200万円の損失を出したが，その際の証券会社の対応に不満をもち激昂していた。周囲がそれ以上の信用買いに対し不安を抱き，母親が「これ以上やると精神病院に入れる」と強く注意したところ逃れるように上京したという。心因反応と診断され，妻の同意を得て，ジアゼパム(10)3Aを静注し，ハロペリドール(5)1A・ビペリデン(5)1Aを筋注し入眠状態で入院した。

【入院後の経過】「精神病院に入ったら殺される」と怯えた表情でバイタルサインの測定すら拒絶する。拒薬のため抑制してハロペリドール(5)1A・レボメプロマジン(25)1A・ビペリデン(5)1Aの筋注を施行しようとするが，激しく抵抗し医師や看護者にかみつき傷を負わせた。談話のまとまりも不良であり，軽い失見当識がある。CPK 18,165と異常高値。経口摂取不良のため持続点滴とするが自己抜去し，身体抑制をしても解きほどいて職員にかみつこうとする。検査所見は次第に改善に向かうが「この病院は人殺しか，訴えてやる」と不信-易怒的であり，治療や検査に抵抗した。頭部CTにても異常所見なく，器質的問題はないため，妻の同意を得て入院4日目より電気ショック療法を4回施行した。施行後対応は温和となり，入院前の暴力行為につい

ても内省ができるようになった。

【鑑別診断】 内因性精神病があげられるが，発症が急激で，心因と症状との間に密接な関連があり，病前の社会適応がよく，比較的急速に改善したことなどから急性妄想反応とした。入院時の高CPK血症については悪性症候群との鑑別が必要となるが，筋強剛や錐体外路症状はみられず，熱発も軽度なことから極度の精神運動興奮と保護時の身体抑制によるものと考えられた。

【退院後の経過】 継続的治療の必要性は認めないため郷里に帰ることになった。

【処遇上の問題】 精神病院に対する恐怖心が強く，処置に対し強く抵抗し医療者に対して不信-攻撃的となったため対応に配慮が必要であった。

【看護上の配慮】 入院当初は攻撃性が強く処置などの際にマンパワーが必要とされた。症状の軽快後は精神科治療に対する恐怖感，抵抗感を少なくするように支持的な接し方が必要であった。

【要約と問題点】 株取引での失敗に対する反応の上に親よりの強い注意がひきがねとなり急激に発症し，恐怖感から周囲に対してかみつくなどの人に対する強い攻撃性を示した急性妄想反応のケース。興奮後の疲弊した身体に対するケアと，精神症状の早急な改善が必要とされた。周囲の不用意な発言による精神病院に対する恐怖感が発症の一因となっており，それが治療にあたって患者の攻撃性を増すこととなり，早急な精神症状の鎮静化が必要であった。

症例 18　独語・空笑

〈女　17歳　同伴者：両親〉

【受診理由】 患者は1年以上前から高校へ通わず，自宅に閉じ込もりがちの生活が続いていた。最近になり，悲鳴に近い独語や空笑が増え，滅裂な言動や夜間徘徊がみられるようになった。両親が病院への受診を勧めても頑として拒否してきた。このため心配した両親が患者を連れて救急外来を受診。受診時，独語や「カズトが耳もとでささやく。体を触ったり，脅かしてくる」など活発な幻覚妄想の訴えが認められた。

【状態と暫定診断】 患者は幼少時より何事も人よりテンポが遅く，集団に馴じめないなど精神発達の遅れに気づかれていた。小学校の成績は下位で，低学年の時から不登校などの適応障害が見られていた。中学3年より大声の独語が出現，定時制高校1年の夏より全くの不登校となり，自宅に閉じ込もりがちの生活が1年以上続いて，今回上述のような病状増悪のため受診に至った。長期間の自閉的な生活が続いた後に，特別な契機なく独語，空笑，幻覚妄想の諸症状が出現してきている経過からは，精神分裂病が考えられた。病識は欠如しており入院治療の勧めに興奮し拒否するため，両親の同意による医療保護入院とした。

【入院後の経過】 入院当初は活発な幻覚妄想状態と独語や空笑が目立ち，思考内容も滅裂であった。また拒食や退院要求も続いた。ハロペリドールを主体とした薬物療法（開始時1日10 mg，最高投与量22 mg）によりこれらの諸症状は徐々に改善を示し，約1ヵ月後には滅裂思考，幻覚妄想，独語や空笑はほぼ消失した。病棟では穏やかに過ごすようになったが，外泊では臥床入眠傾向で日常生活は不規則になりがちであった。このため入院の後半から，外泊時に地域の保健所のデイケアに参加させてみた。その後，次第に家事手伝いをするなど活動性もみられる順調な経過を示し，退院となった。

【鑑別診断】 入院後の諸検査により，器質疾患は否定された。精神遅滞者の心因反応とは，長期間の自閉的な生活が続いた後に，特別な契機なく独語，空笑，幻覚妄想の諸症状が出現している点，また上記陽性症状が改善した後も集中

力や意欲に欠け，人格レベルの低下が認められる点などから鑑別されると考えられた。

【退院後の経過】退院後は，週に1度の保健所デイケアに通い，退院2ヵ月して近隣の作業所にも通い始めている。生活リズムも整い，服薬習慣もつき安定した状態である。

【看護上の配慮】入院中の自宅外泊では無為臥床がちな生活がみられており，退院後も不規則で自閉的な生活の続くことが懸念された。このため，退院後の生活リズムを整えるために，簡単な日課表を作成し，患者に毎日表に記入させるようにしたところ，患者も興味を持ち退院後も継続することになった。

【ソーシャルワーク上の問題】病前から集団生活への不適応を繰り返してきたこと，病状がほぼ改善後も病前に比べ注意集中力に欠け適応力不良と考えられたことなどから，今後は患者が負担とならない程度の社会生活への参加が必要と考えられた。家族は患者の治療に協力的であったため，まず保健所のデイケアに参加を促し，患者の意欲に応じ，地域の作業所を紹介していった。

【要約と問題点】中学3年時に独語，空笑を主症状として発症した，精神遅滞を伴う精神分裂病の症例。急性増悪を契機に家族が精神科外来に相談に訪れ，精神科医療につながった。退院後良好な経過であるが，患者の適応レベルを考えると，今後も医療者，家族のみならず，地域保健婦などが協力し合って，日常生活や社会生活をサポートしていくことが重要である。

2. 行動上の問題

| 症例 19 | 自殺企図（飛び降り） |

〈男　22歳　同伴者：警察官〉

【受診理由】午後7時頃，ある駅の構内の2階の窓から飛び降り，電車の電線に引っかかり，電線にぶら下がっているところを駅員に助けられ，警察に保護された。話がまとまらず，自殺企図のため，救急受診となった。

【状態と暫定診断】ぼんやりとした表情でうつ向いている。話しかけても返事が返ってこない。ひとりごとのように「体がおかしい……顔が見えます……なにか聴こえます……」と断片的に話す。思考障害，幻聴があるように思われた。
　精神分裂病の幻覚妄想状態と暫定的に診断し，ハロペリドール(5)1A・ビペリデン(5)1Aの筋注を行い，再び自殺企図のおそれがあり，家族との連絡もとれないため緊急措置入院とした。
　入院後，本人から得られた病歴によると，北陸にて生育。2人同胞の第1子。高校を卒業後，大学受験をめざして浪人生活を送っていたが結局大学は受験せず，ロックバンドを作って演奏活動をしていたという。2年前から東京に出てきてアルバイトで生計をたてていた。最近始めたゲームセンターの仕事で，会計をまかされ，それが重荷になっていたという。
　救急受診の前日，急に周りの様子がおかしく感じ，誰かに見張られ，追いかけられている気がした。男と女の話声が聴こえてきた。ヤクザに追われているような気がして，恐くなり自宅の近くの駅まで逃げたが，ヤクザがまだ追ってくるので，殺されると思って近くの窓から飛び降りたのだという。
　以上のことからも，注察妄想，追跡妄想，幻聴を主症状とする精神分裂病と診断された。

【入院後の経過】クロルプロマジン500～600 mg＋ハロペリドール30～40 mg/日を主体とした投薬を行い，10病日頃には病的体験は消失してきたが，言動がまとまらず，病識は不十分であった。家族と連絡がつき73病日には措置

解除，3ヵ月目には退院となったが，退院時も軽い思考障害は残り病識も完全には得られなかった．

【鑑別診断】かなりはっきりとした分裂病性の病的体験があり診断は容易と思われる．シンナー中毒後遺症，覚醒剤中毒なども疑ったが，乱用の事実はなかった．

【退院後の経過】長期の治療と経過観察が必要なので，家族のところへ返し，地域の病院に紹介した．

【治療と処遇上の問題】入院後10日間ほどは幻覚妄想状態にあり，病院内でも自傷行為が心配された．また思考障害が残り，病識も不十分で今後の治療継続が問題となると考えられる．

【看護上の配慮】病院内でも"ヤクザ"におびえており，他患者を迫害者と誤認することもあり，自傷に対する配慮とともに他患者との関係にも配慮を要した．あまり"ヤクザ"が恐いと訴えてきた時には本人の了承のもとに保護室に入室させたこともあった．

【要約と問題点】病歴，入院後の経過から推察すると，18歳前後に発病し，急に幻覚妄想状態におちいり，自傷（自殺企図）にいたった精神分裂病のケースと考えられる．

　自傷行為を行った原因が注察妄想，追跡妄想に求められ，「殺されそうになったので，殺されるくらいなら死のう……」ということであった．被害妄想による自傷行為は救急患者に意外と多い．

| 症例20 | 自殺企図（大量服薬） |

〈女　21歳　　同伴者：父，救急隊員〉

【受診理由】バッファリンを多量に服用して意識不明のところを妹に発見され，救急隊に伴われて当院の救命救急外来を受診した。来院時の意識レベルはⅡ-20。ICUに入院となり，胃洗浄と点滴によるウォッシュアウトが行われた。翌日には意識が回復し，身体的には退院可能な状態となったが，何も話さず，情動不安定ですぐに泣き出す状態であるため，精神科に診察が依頼された。

【状態と暫定診断】力なく臥床し，話しかけても答えず泣くだけだった。ようやく聞きだしたところによると，具体的には言いたくないがショックなことがあり，死んでもいいと思ってバッファリンを飲んだ，今でも死にたいと思っているとのことだった。父の話しでは，自殺のそぶりはまったくなかったが，つきあっていた男性とうまく行っていない様子だったという。

会話がほとんど成立しないので病状は明らかではないが，幻覚・妄想などはなく，反応性のうつ状態と考えた。気持ちを整理するために精神科への入院が必要であることを告げると納得したが，希死念慮があるため，父の同意による医療保護入院とした。

【入院後の経過】スルピリド 200 mg＋ジアゼパム 15 mg＋ブロチゾラム 0.25 mgで治療を開始したが，臥床がちで，不眠・不安を訴え，情動不安定で泣き出したりした。そこで塩酸クロミプラミン 40 mg やレボメプロマジン 25 mgを追加した。甘えた子供っぽい口調で話し，依存的な態度が目立った。入院後2週間ほどで少しずつ動きが出てきたが，折り紙を折ってベッドのまわりにべたべた貼って子供部屋のようにしてみるなど，退行した行動が見られた。自殺企図の動機についても少しずつ話すようになり，彼がほかの女性と仲良くしたためにけんかになったと語ったが，面接を繰り返しても彼とのあいだに起きた事実をだらだらと語るだけで，内省の深まりは得られなかった。心理テストでは，WAIS で IQ70 と境界レベルであったが，短大を出て就労していることから，退行の結果と考えた。ロールシャッハ・テストでは，未成熟でヒステリー的な性格傾向が認められ，男女関係の問題による心因反応と

診断された。日が経つにつれて情動は安定し，入院中に彼とも仲直りをしたようで，希死念慮も消失した。外泊を繰り返し，入院後約40日で退院とした。

【退院後の経過】 外来通院を続け，薬も減量し，退院後2ヵ月で職場に復帰した。彼とはうまくいっているようであり，職場の人間関係を中心に，支持的な精神療法を行っている。

【治療と処偶上の問題】 この患者の場合，自殺企図の動機となった異性とのトラブルは比較的ありふれたものであったため，彼との関係に治療者が積極的に介入することはせず，「男女のあいだには，そのようなこともあるさ」という態度で，支持的に接した。病棟という保護的な環境と，薬物による軽い鎮静のもとで，患者は次第に自分の気持ちを整理していった。まず電話で話し合い，最後には彼が病棟に面会に来るようになった。このように自己回復能力を備えていたので，内省を深めるための精神療法は行わなかった。

【看護上の配慮】 当初は彼との面会を禁止したが，気持ちの整理がある程度つき，電話で落ち着いて話すようになったため，面会を許可した。その際，面会後の状態変化には十分配慮をした。

【要約と問題点】 男女関係の問題による自殺企図で救命救急に入院した患者が，身体症状の回復後，精神科に入院となった症例。未熟な人格傾向で，内省能力に欠け，退行が目立ったが，保護的環境のもとで気持ちの整理をつけ，退院となった。

症例 21　他　害

〈男　23歳　同伴者：警察官〉

【受診理由】 午後5時頃，路上で工事現場の写真を撮っている作業員に対して「なぜ，おれの写真を撮るのだ！」といい，いきなり殴りかかった。その後，近くの家に入り込み家具をめちゃくちゃに壊した。110番通報となり警察に保護されたが，警察でも大声をあげ，興奮状態のため救急受診となった。

【状態と暫定診断】 両手を抑制されて来院。目をかっと見開いて診察医をにらみつける。「組織にばかにされている……ねらわれている……みんなわかっている……」と言う。質問してもまともに答えが返ってこない。思考障害が著しく被害関係妄想を抱いて，精神運動興奮状態となっている。

【暫定診断と治療】 著しい思考障害，被害関係妄想，それに基づく精神運動興奮状態から精神分裂病と診断された。フルニトラゼパム(2)2Aを静注し，レボメプロマジン(25)1A・ハロペリドール(5)2A・ビペリデン(5)1Aを筋注し鎮静させた。今後も他害のおそれがあり，家族との連絡がとれないため緊急措置入院とした。

【入院後の経過】 入院後，本人から聴取した情報によると，関東にて生育。5人同胞の第4子。地元の工業高校を3年次に中退し，その後，印刷会社，自衛隊などに勤務していた。最近は商品の卸しの会社で働いていたという。精神科受診歴はない。1人暮らし。受診2, 3週前から「周りからうわさされ，攻撃されている」という気がして，夜もよく眠れない状態であったという。

　　入院後2日間，指定医診察で告知の上，保護室への収容と向精神薬（レボメプロマジン25～50 mg＋ハロペリドール20～30 mg/日）の筋注を要した。3日目には会話が可能となり服薬もするようになり一般室へ移室した。その後，軽い思考障害は残ったが幻覚，妄想はほとんど消失した。時に不安と不穏を呈したが徐々に落ち着き，45病日に措置解除し父親の同意による医療保護入院とした。70病日には両親のもとへ退院させた。

【鑑別診断】23歳で著しい精神運動興奮で初発した精神分裂病のケースである。シンナー中毒，覚醒剤中毒など中毒性精神病との鑑別を要したが，このケースではその乱用歴はなかった。また易刺激性が前景にでた易怒性躁病で，精神運動興奮を呈し，まれに他害にいたることがある。

【退院後の経過】2週に1度の外来通院，服薬治療（ハロペリドール10〜20mg＋クロルプロマジン100〜200mg/日）を行っている。時に不眠を訴え，眠剤の増量を希望する。話のまとまりの悪さは残っているが，幻覚，妄想は再発していない。

【治療と処偶上の問題】救急受診となった患者に対しては注意深く患者の話を聞き，患者の状態を理解し，治療者から患者の病状を説明し，治療が必要であると説得することを基本とするが，このケースでは入院初期には，被害妄想のため暴力的になっているため，その説得はほとんど不可能であった。しかし十分に説明を行った上で，抑制と注射による鎮静を行った。

精神科救急の現場では，精神運動興奮状態の患者や病識のない幻覚妄想状態の患者に対して半ば強制的に治療を行わなければならない立場に立たされることも少なくない。

【看護上の配慮】入院2日間保護室に収容を要したが，その期間，患者は周囲から攻撃を受けていると感じており，処置のつど，入院治療を受けていること，治療が必要であることを言葉で伝え，安心感を与える配慮を必要とした。

【要約と問題点】被害関係妄想から"やられる前にやってやる"という〈加害的被害者〉となり，他害にいたったケースである。被害関係妄想を持つ分裂病者に時に見られるが，多くの場合，我慢に我慢をかさねてから（あるケースでは数年間）行動にでることが多い。早期に周囲の人が患者の状態に気づき医療にのせる必要があるが，都市における単身者では困難なことも事実である。

| 症例 22 | 器物損壊 |

〈男　58歳　　同伴者：警察官〉

【受診理由】やくざに追われているといって他人のアパートの2階に逃げ込み、助けを求めようと、窓ガラスをたたき割ったり、カーテンに火をつけて振り回していたところを近所の人に発見され、110番通報により警察官に保護され精神科救急受診となった。

【状態と暫定診断】比較的落ち着いた口調で生活歴や来院までの経過を話す。それによると、中卒後飲酒を始め、27歳ごろ上京し、以後は主に日雇いの仕事をしながら、仕事のある日は1日3合、ない日は5～6合を毎日飲酒。2～3年前より耳鳴りや不安感が出現、2ヵ月ほど前より耳鳴り、人に追われる感じ、手指振戦などがひどくなってきたが自分では仕事の疲れや以前ストマイの注射を受けたせいと思っていた。事例化の前日ダフ屋に声をかけられ、大相撲のチケットをとるために並んでいた。その際順番のことでトラブルがあり、並んでいる時からダフ屋に狙われている感じがした。「あいつをやっちゃえ」という声が聴こえてきた。お金を貰う時に狙われているのを止めて欲しいと思い、ダフ屋にお金をわたそうとしたが断わられた。貰ったお金でワンカップの日本酒を5本買った。狙われているため、東京の中をあちこち逃回った。最後に（発見地で）「追われているからかくまって下さい」とお願いしてアパートに逃げ込んだ。助けが来るのを待っていたが誰もきてくれないので、合図を送ろうとしてガラスを割ったり、新聞やカーテンに火をつけた。以上より、アルコール依存症、アルコール精神病による幻覚妄想状態と診断した。来院時すでに自傷他害のおそれはなく、また身寄りがないため、発見地の区役所に電話で入院同意の確認をとり区長同意による医療保護入院とした。ハロペリドール(3)1T＋ベゲタミンA1Tを経口投与し入院となった。

【入院後の経過】ハロペリドール6 mg＋ジアゼパム12 mgにて治療開始、入院後5日で幻聴、迫害妄想などの病的体験は消失した。ラクテックGに各種ビタミン剤を入れた点滴を1週間施行した。入院時、心音に異常があり、また以前弁膜症にて入院歴ありとのことで内科にコンサルテーションし、心房

細動，軽度心不全を指摘された。また右下肢の疼痛があり，足背動脈の拍動が触知不可であったため，外科へコンサルテーションし，閉塞性動脈硬化症を指摘された。今回のエピソードはアルコールの影響によることを説明すると断酒の意志を表明したため，入院10日目に任意入院へ変更し，当院アルコール病棟へ転棟とした。その後アルコール・リハビリテーション・プログラム（3ヵ月）をこなし退院となった。

【鑑別診断】 精神分裂病との鑑別が問題となるが，これまでの飲酒歴，また病的体験が一過性で比較的速やかに消失し，その後人格水準の低下を感じさせないことなどよりアルコール精神病と考える。

【退院後の経過】 身体疾患があり身寄りもないため更正施設に入所。当院のアルコール外来でフォローすることになった。

【ソーシャルワーク上の問題】 発見地の福祉事務所と連絡を取り，生活保護受給の手続きを行った。アルコール病棟転棟後は病院近くのAAに出席させ，また退院後については入院前の生活に戻ることは身体的にも，アルコール治療の上でも問題が大きいため福祉事務所とも連絡を取りつつ，更正施設をさがし入所させた。

【要約と問題点】 日雇い生活を長く送ってきたアルコール依存患者が精神病状態となり病的体験に基づき器物損壊，弄火などの他害行為を起こし事例化したケース。病的体験は比較的速やかに消失し，救急病棟での治療は比較的短日時で終了したが，継続してアルコール依存症の治療がなされた。

症例 23　　強迫的自傷行為

〈女　15歳　　同伴者：母親〉

【受診理由】某年10月17日，自ら左手前腕部に縫い針3本を刺し入れ，当院外科を救急受診した。3日後，同じ部位に新たに2本の縫い針を刺し入れて外科を受診したが，興奮激しく1本は抜ききれなかった。10月24日，本人が残った針を除去してほしいと受診したが，外科医は外来では困難と判断し，抗生物質とジアゼパムを処方し入院による加療を勧めた。一旦は帰宅したものの処方された薬剤を多量に服用したため，同日再度，当院救急への受診となった。担当した外科医は，精神科的治療が不可欠であると判断し，精神科受診を依頼した。

【状態と暫定診断】精神科診察時には，症例は急性薬物中毒の状態で眠気が強かったものの，「精神科に入院するのはいや。針を抜いてほしいだけ」とうわごとのように繰り返した。同伴した母親の陳述では，症例は10歳頃から不登校，拒食，知覚麻痺の訴えや自殺企図があり，数ヵ所の小児科および精神科に入院し，U病院で精神科治療を受けていた。しかし，本人の通院は中断しており，着衣に関する強迫行為のため在学していた養護学校へも不登校の状態であった。今回の伏せ針行為は上記経過を併せ，精神遅滞および人格障害を背景とした強迫行動と診断された。年齢や治療の継続性から，長期的な精神科治療は主治医のいるU病院に委ねるのが妥当であると判断されたが，急性薬物中毒と伏せ針を有した状態であり，両親の同意を得て，ただちに入院加療の措置がとられた。

【入院後の経過】入院当日は，洗い流しのための補液を施行し，翌日には意識は回復した。覚醒すると「外科の先生が針をとってくれなかった。早くとってほしい」と泣きながら訴え始めた。同日，精神科医立ち会いの元で，透視下での針抜去がなされた。入院中，情動面の不安定さや注意と集中力の欠如が顕著であった。入院の契機となった自傷行為については「やめようと思うけど，どうしても刺したくなった」と強迫的行為であることが裏づけられた。11月2日外科的処置が終了した時点で，本人の強い退院要求があり，母親

もそれを認めたため退院となった。

【鑑別診断】器質的な所見は認められず，病歴も参考にし，軽度精神遅滞にある演技性人格障害と診断された。

【退院後の経過】U病院への通院を紹介されたが，本人がいやがり，通院は中断したままであったことが，後日，母親の連絡で明らかとなった。

【治療と処遇上の問題】入院時，すでに5年に及ぶ精神科病歴を有していたが，社会適応は極めて不十分であった。今後も長期的かつ強力な治療の継続が必要であった。今回の救急入院では，自殺企図の防止と身体的回復という治療目的に焦点が絞られた。

【看護上の配慮】今回の伏せ針行為は，人格の未発達さによる稚拙な不安の表出方法とも考えられた。この稚拙さは，病棟内でも患者を浮き上がった存在にしがちである。このような患者への対応としては，受け持ち看護婦を決め，まず個別的な関係を軸に患者自身が自分の感情を言語的に表現できるよう試みるのが望ましい。

【ソーシャルワーク上の問題】専門的な治療施設へ橋渡しすることが精神科救急医療の果たすべき役割の1つといえる。しかし，小児・思春期精神障害者の専門施設は不十分であり，精神科救急との連携体制も未整備であるのが現状である。

【要約と問題点】本例は，強迫的な自傷行為による救命救急受診が精神科救急入院の契機となった。今回の救急入院は自殺企図防止と身体的回復に治療の主眼がおかれたが，他院で治療中のケースであり，救急入院での治療も一貫性のあることが望ましい。

症例24 とじこもり

〈女　28歳　　同伴者：保健婦〉

【受診理由】 患者は専門学校卒業後，ある事務所に勤務したが，2年後頃より「まわりの人が自分の噂をしている」との関係念慮が出現し退職。以後5年にわたり自宅にこもりがちの生活が続いていた。家族との交流はまったくなく，日中は自室で臥床して過ごし，夜になると食料を買いに出かけるという昼夜逆転の生活であった。保健婦によると，同居している母，妹ともに精神分裂病で，患者に通院を勧めるわけでもないので，時折患者を訪問していたが，保健婦の勧めでようやく病院への受診を同意し入院となった。

【状態と暫定診断】 初診時，表情乏しく，応答は小声で渋滞しがちで思考途絶とも思われるような状態。「周囲の人に監視されているよう」「まわりの人の声が自分の噂をしてるよう」と話し，関係念慮，注察念慮が認められた。

　23歳の時に注察・関係念慮が出現し，それ以降5年間の長期にわたり無為・自閉的な生活を続けてきた症例である。病歴から精神分裂病が明らかであった。今後，服薬治療を導入し病的体験の軽減を図ること，また，入院生活を通じ，無為・自閉生活を改善していくことが必要と考えられた。患者は入院の勧めに同意し，任意入院となった。

【入院後の経過】 入院後，少量の向精神薬の内服で病的体験は消失した。入院1ヵ月後には病棟内での対人交流もみられ，2ヵ月半後頃より毎日の作業やレクリエーションにも順調な適応を示した。一方，「自分はもうすっかり大丈夫」と，退院や退院後すぐに就職し単居生活をしたいなど，性急な様子での希望がみられ，現実検討力の不良さが伺われた。家族との折り合いが悪く，外泊に対する患者の抵抗が強かったが，入院4ヵ月目頃より自宅へ定期的に外泊。自宅では，家族との交流はほとんどなく，時に外出する程度で無為に過ごしがちで，地域のデイケアへの参加の勧めにも拒否的であった。服薬習慣や入院生活での作業参加などによる規則正しい生活リズムなど入院の治療目標が確立されたため，退院後も病院の作業に参加することを話し合った上で6ヵ月後に退院とした。

【退院後の経過】退院後まもなく，通院，服薬を中断。再び自宅で無為・自閉的な生活となった。このため退院2ヵ月後には保健婦に伴われ再入院，約半年の入院生活を送った。退院後は，外来通院や保健所での保健婦との面接は定期的にしている。しかし地域のデイケアや，入院中にはスムーズに参加していた病院の作業に通うこと，などへの働きかけには拒否的である。

【ソーシャルワーク上の問題】薬物療法により病的体験が消失した後も，適応力は不良であった。さらに同居中の家族も皆，精神分裂病で加療中であり，患者の治療に協力を求めることは困難であった。このため，主に退院後の生活（服薬や通院治療，日常生活の指導など）について，保健婦に協力を求めた。今後は，福祉事務所のケースワーカー，その他専門スタッフなどにも協力を求め，きめ細かな訪問指導が必要になってくると思われる。

【要約と問題点】23歳で関係・注察念慮で発症して以来，5年にわたり無為・自閉的な生活が続いていた精神分裂病の症例である。地域の保健婦の関与による2度の入院治療を通じ，服薬，通院という精神科治療の軌道には乗せることができた。患者は，入院生活という限定された枠組みの中では問題なく日常生活を送れるものの，適応力や現実検討力は不十分で，自宅へ戻ると，作業やデイケアへの働きかけに拒否的なまま，無為・自閉的な生活となる。また，同居中の家族も皆精神分裂病で今後も治療の協力を得ることが困難である。今後も病院と保健所，その他の専門スタッフが連携しながら，病状の安定化，社会生活への参加などを目標に患者を支えていくことが必要である。

症例25　非行

〈男　24歳　　同伴者：父親，警察官〉

【受診理由】午後7時頃，繁華街の路上でシンナーを吸っていたところをパトロール中の警官に保護された。警察で氏名と住所がわかり父親に連絡して帰宅させる予定であったが，急に大声をあげ興奮したため救急受診となった。

【状態と暫定診断】比較的落ち着いているが，ぼんやりした表情で呂律がまわらず，シンナー臭がある。酩酊状態の言動で，幻覚，妄想ははっきりせず，興奮状態はおさまっている。

父親によると，関東にて生育。2人同胞の第2子。地元の中学を卒業し高校に進学したが，1年で中退した。その後定職には就いていない。中学生のときから他の生徒に対する暴力行為があり，2年のときからシンナーを乱用した。少年院，刑務所に入所3回，シンナー嗜癖の治療のため精神病院に2回入院（それぞれ3ヵ月と5ヵ月）している。両親，兄と4人暮らしで未婚。

人格障害と有機溶剤（シンナー）中毒と診断された。フルニトラゼパム(2)2Aを静注し，レボメプロマジン(25)1A・ハロペリドール(5)2A・プロメタジン(25)1Aを筋注し鎮静させた。父親の同意による医療保護入院とした。

【入院後の経過】翌日には，かなりはっきりと会話が可能となった。しかし軽い思考障害は続き，また不穏も見られ，不眠の訴えが強く，向精神薬の他に眠剤を多量（アモバルビタール0.2＋ブロムバレリル尿素0.5＋フルニトラゼパム4mg/日）に投与せざるを得なかった。36病日に病棟外への外出を許可したが，帰院時刻は守らず，ベッド上での喫煙など病棟の規則に従わない点が目立った。薬物依存の治療施設への通所をすすめたが拒否し，2ヵ月弱で退院となった。

【退院後の経過】2週間に1回の通院服薬治療を約束したが3回目の通院で中断となった。

【治療と処偶上の問題】こうしたケースの基本的な問題は人格障害にあり，向精神薬の投与に加えて生活指導を治療の中心においた。だが治療者との約束はほとんど守れず，薬物依存治療の通所施設にも結びつかず，シンナー乱用の

継続が危惧される。病院，家族のみでは治療には限界があり，このようなケースの対策が今後必要となろう。

【看護上の配慮】病棟の規則に対する違反行為が多く，そのつど注意する必要があった。他の患者とも交わらず，本人も治療者も特別扱いをしているという状態になり，患者の自尊心を傷つけず生活指導することに配慮を要した。

【ソーシャルワーク上の問題】退院後，薬物依存の通所施設へ結びつける必要があったが，このケースでは本人が拒否し実現しなかった。

【要約と問題点】中学生のときから暴力行為，シンナー乱用などの非行行為があり，少年院，刑務所に入所したことのある人格障害，有機溶剤（シンナー）中毒のケースである。

今回の入院でも自助グループなどの治療施設には結びつかず，外来通院も中断した。

ひとくちメモ 3

自助グループ（変更がありますのでご注意を）

アルコール依存症関連
①AA：アー症本人たちの非組織的集会。 ☎ 03-3590-5377
②断酒会：日本版 AA。組織的。 ☎ 03-3953-0921
③アラノン：アー症周囲の人達の集会。 ☎ 03-3446-8278

薬物依存症関連
①NA：薬物依存の人たちの集会。 ☎ 0473-51-1834
②ダルク：入所施設を持っている。 ☎ 03-3807-9978

精神障害者関連
①精神障害者団体連合会：回復者の組織。 ☎ 03-3200-9343
②全家連：精神障害者の家族の組織。 ☎ 03-5828-1990
③精神障害者の特別相談：精神障害者と家族の相談。 ☎ 03-3455-6321

その他
①GA：ギャンブル依存症関連。 ☎ 03-3329-0122
②NABA：摂食障害者のグループ。 ☎ 03-3302-0710
③MCG：虐待する母のグループ。 ☎ 03-5374-2990

症例26　拒食・過食

〈女　17歳　　同伴者：母親〉

【受診理由】患者は158 cmで27 kgとるいそうが著明で，頭髪もまばらであった。以前に拒食症の診断で入院歴があるが，最近は通院が不規則だったという。本日は些細なことで怒って興奮し，物を投げたり母親に包丁を突きつけたりしたために受診となった。

【状態と暫定診断】患者は痩せていることをまったく否認し，生命の危険を説いても了解しなかった。また暴力についても「文句を言うから頭にきてやった」と答えた。拒食症でるいそうが著しく生命的危険さえあり，母親に暴力を振るうなどのため入院の適応であったが，本人が納得しないので，母を保護者とする医療保護入院とした（父親は本人の幼少期に行方不明）。フルニトラゼパム(2)1Ａ＋生理食塩水10 mlを静注して入眠させ，保護室に収容した。

【入院後の経過】母親から得た情報では，患者は始語など発達にやや遅れがあり，幼少時には友達が少なく落ち着きがなかった。小学校での成績は下位で，2年のときに不登校が見られた。中学2年の秋から級友にいじめられたと言って，再び不登校となった。この頃から便秘を強迫的に恐れて拒食が出現し，食事の前に「お清め」と称する強迫儀式を行い，うまくいかないとパニックとなった。さらにアパートの屋上や駅のホームから飛び降りようとしたため，児童・思春期専門のＵ病院を受診した。2回ほど入院したが，いずれも外泊時に1ヵ月ほどで自己退院した。その後の通院は不規則であった。

　入院時検査で内分泌異常はなかった。IQ73と境界知能であり，学校や家族に対する不適応から，強迫症状，摂食障害，暴力などをきたしたと考えられた。

　入院後も「太るから」と拒食し，るいそうによる生命的危険さえあったので，四肢抑制をして点滴を行った。同時に支持的精神療法を開始したが，IQ73と境界知能で言語化する能力に欠け，内省は深まらなかった。拒食，盗食，母子共生に基づく問題に対して，職員ミーティングを開いて意思統一

をして対処したところ，入院3週間後にはある程度の食事摂取が可能となり，問題行動も軽減したため，同年齢他児との対人交流を進める目的で，かかりつけのU病院の思春期病棟に転院とした。

【治療と処偶上の問題】母子共生が強く，今までも未治退院を繰り返している患者であるにもかかわらず，入院時に適切な治療契約を結ばなかったため，母親の治療阻害的な行動を許してしまった。この症例のように家族との共生関係に基づく暴力がある場合，家族が困り果てて夜間救急を受診させるものの，入院したあとで治療に対する協力が得られないことがある。救急外来での診察時に，治療方針を家族に提示し，協力を確認する必要がある。協力が得られない場合には，外来処置のみで帰宅させ，もう一度家族に問題を返すという方法も重要である。

【看護上の配慮】入院後も拒食が続いた。また母親も，患者と泣きながらホールで抱き合ったり，求めに応じて菓子や市販の精神安定剤をこっそり持ち込むなど，母子共生状態が認められた。体重も25.9 kgとなり，盗食などの問題行動も頻発したため，家族の面会を禁止し，生命維持のために最低28 kg必要であること，一般室で過ごすには反社会的な行動は許されないことを説明したうえで，保護室で過ごすようにした。その結果，食事摂取が可能となり，体重も28 kgまで増え，一般室に移室しても問題行動は見られなくなった。

【要約と問題点】境界知能児が，友人や家族との不適応から，強迫症状，摂食障害，暴力をきたした症例である。母子共生状態であるが，入院時に適切な治療契約を結ばなかったため，治療の途中で母親の治療阻害的行動が問題となった。

症例 27　老人の興奮

〈男　75歳　　同伴者：妻，長男，警察官〉

【受診理由】 午前1時頃，自宅で「おれを殺してくれ……」と言い，包丁を持ち出したり，窓から飛び降りようとし，制止すると妻と息子に暴力を振るった。家族の手におえず，家族が110番通報し警察に保護され精神科救急受診となった。

【状態と暫定診断】 せん妄などの意識障害は認められないが，理解力は悪く，診察医が質問するとすぐに怒り出す状態であった。老年痴呆を根底に持つ精神運動興奮状態と思われた。

【暫定診断と治療】 家族によると，関東にて生育。小学校を卒業後，運送業に勤めていた。31歳で結婚し，4子をもうける。50歳から魚河岸の仲買人をやり，70歳で退職した。3年前から物忘れ，行動のまとまりのなさなどの症状がみられるようになってきた。2年前から「妻が浮気をしている」という嫉妬妄想を持つようになり，家具を壊したり，妻に暴力を振るうようになった。1ヵ月前から毎日のように興奮状態になり，ひどいときには妻に殴るけるの暴力を振るう。徐々に暴力がエスカレートし今回の受診となった。

　　診断は老年痴呆（精神運動興奮状態）と考えられた。フルニトラゼパム(2)2A＋生理食塩水10mlを入眠するまで静注しハロペリドール(5)1A・ビペリデン(5)1Aを筋注し，鎮静させ妻の同意による医療保護入院とした。

【入院後の経過】 翌日頭部CTで全般的脳萎縮が認められた。不穏さが残っていたため少量の鎮静剤の投与（ハロペリドール3〜6mg/日）を3，4日間必要とした。6病日には落ち着きを見せたが，失見当識，健忘などが認められた（長谷川式スケール12点）。長期的な入院治療が必要であると考えられたので家族と相談のうえ，老人病棟のある病院へ転院とした。

【鑑別診断】 頭部CTで脳萎縮があること，長谷川式スケールで12点と痴呆の範囲にあること，徐々に症状が進んできていることから老年痴呆と診断される。しかし今回の受診では嫉妬妄想と精神運動興奮が前景にでており，老年性の精神病も疑われた。また高齢者においても，アルコール精神病，躁病で同様

の症状を呈することがあり鑑別を要する。

【治療と処偶上の問題】 高齢であるため鎮静剤の投与は慎重に行い身体への副作用を充分に配慮した。一時的に手足を抑制したり，保護室に入れなければならないときもあり，患者の混乱をふせぐため根気強く事情の説明を必要とした。しかし治療に長期間を要すると判断されたので，専門病院へ転院させざるを得なかった。

【看護上の配慮】 入院したことがなかなか理解できず，混乱しているためベッドサイド訪問のつど繰り返し時刻，場所，入院目的などを説明することに努めた。

【ソーシャルワーク上の問題】 老年痴呆の患者は最近，急増しており家庭で家族が看護している場合が多い。しかしこのケースのように精神運動興奮状態になることもあり，精神科の入院治療が必要となることも少なくない。それに対して老人痴呆の患者の入院施設は非常に少なく，痴呆患者の精神症状に対してどのようにケアしていくかが課題となっている。

【要約と問題点】 3年前から徐々に痴呆症状が目立つようになり，嫉妬妄想から妻への暴力，さらには精神運動興奮へと症状が発展したケースである。興奮状態は鎮静剤の投与により比較的早期に治まったが，痴呆症状の改善は見込めず老人専門病棟のある病院へ転院になった。

　痴呆性老人が救急入院した場合，退院後に自宅へ帰るのは困難なことが多い。次の療養先として，いわゆる老人病院，老人保健施設，老人ホームなどがあるが，いずれの施設においても痴呆性老人については厳しい入所（院）制限がある。また内科中心の老人病院や医療スタッフの少ない施設では専門知識の欠如から必要以上に敬遠される傾向が強い。しかし，きめ細かい情報提供と連絡で受け入れ幅の拡大が可能なこともある。

3. 意識障害・その他

症例 28	せん妄

〈男　74歳　同伴者：妻，息子〉

【受診理由】某年7月末頃から，奇妙な言動や，昼夜逆転の状態が始まり，8月12日には2階から転落し，整形外科を受診，肋骨骨折と診断された。その際，せん妄状態と指摘され抗精神病薬を処方された。家庭では，家人が服薬させると入眠するが，覚醒すると大声をあげて落ち着かない状態であった。8月14日の夕方になり，心配した家人に伴われて来院した。

【状態と暫定診断】閉眼しているが，声をかけると両手で宙を振り払うようにして，意味不明の大声をあげ続けており，せん妄状態と思われた。本例は，64歳時に失神発作があり，当院脳神経外科にて脳血管狭窄性の症状と診断されたことがあった。その後，同科への通院・服薬が続けられ，発作は出現していなかった。ただ1〜2年前より記銘力低下が顕著となっていた。上記病歴を併せ，今回のせん妄状態は脳血管性痴呆の進行に伴う症状であると推測された。家庭看護は困難な状況であり，せん妄の治療および全身状態の改善を目的に妻の同意を得て医療保護入院となった。

【入院後の経過】顔色・口唇色とも不良で，呼吸状態は不規則で浅いものであった。入院時の血液検査にて高度の貧血と炎症反応が認められた。緊急で胸部X線撮影が施行され右血気胸が判明し，ただちに，同疾患の治療および全身管理のため精神科病床より集中管理室（ICU）に転棟となった。ICUでは，精神科とリエゾンしながら胸部外科および内科が治療にあたった。入院14日目に血気胸ならびに全身状態が改善したため精神科病棟へ再転入となった。転棟時は寝たきりの状態であったが，9月に入ると車椅子での生活が可能となり，食事摂取も徐々に自力で行うようになった。意識レベルはその後も動揺し，低下した際は粗大な振戦や作業せん妄が認められたものの，9月中旬には治療者や家人に対する確認や応答が可能となった。9月18日，

老年痴呆専門病棟を有する病院への転院のため退院となった。

【鑑別診断】 頭部CTでは，出血巣や明らかな梗塞領域は認められなかったが，全般的な中等度の脳萎縮が認められ，脳血管性痴呆およびそれに伴うせん妄状態と診断された。

【退院後の経過】 老年痴呆専門病院へ転院。

【治療と処遇上の問題】 治療経過より，入院時のせん妄状態は老年痴呆を基盤にはしているものの，肋骨骨折に伴う血気胸が増悪を促進していた。当初は，精神科救急受診となったものの，入院後ただちに身体疾患治療のためICUに移された。全身状態の把握は必須であるが，老人の場合は特に重要と考えられた。

【看護上の配慮】 本例では大別して入院前半は身体疾患が，後半は老年痴呆が主たる治療目的であり，それぞれ専門的な看護能力・体制が必要であった。

【ソーシャルワーク上の問題】 老年痴呆患者の治療環境として，精神科救急病床は必ずしも望ましいとはいえない。したがって，専門機関，専門病院との連携が大事である。

【要約と問題点】 本例は，痴呆に基づくせん妄状態として精神科救急に入院したものの，受診2日前の肋骨骨折による血気胸がせん妄増悪の原因であったことが明らかになった症例であった。老人の救急診療では診断治療上においても，看護・ソーシャルワーク上においても多彩な問題性を持っている。

症例29　もうろう状態

〈女　30歳　　同伴者：母親，弟，知人〉

【受診理由】 7日前から家族と台湾旅行に出かけ，受診日の前日に帰国した。その夕方から様子がおかしく，ぼんやりとし，家の中を徘徊するようになった。家族が救急車を要請し，救命救急を受診し，そこで緊急採血，頭部CT撮影が行われたが異常所見なく，精神科救急に診察依頼となった。

【状態と暫定診断】 呼びかけても返事をしない。ぼんやりとし何かをつかむ動作をする。体温，脈拍，血圧，腱反射には異常所見なく，瞳孔の対光反射も正常。母親から"てんかん"であるクリニックに通院中であるという情報を得る。

　母親によると，関東にて生育。同胞3人の第1子。高校を卒業し事務系の仕事をしている。未婚。

　小学校2年の時に初めててんかんの大発作を起こした。近くのクリニックにかかり抗てんかん薬の処方を受け，その後2,3年に1度，大発作を起こしていたが，ここ7,8年は安定していた。

　旅行の疲労によるてんかん性もうろう状態と診断された。ジアゼパム(10) 2Aをゆっくりと静注すると10mg静注したところで，意識がやや戻り質問に答えるようになる。静注を中止し，頭痛，吐き気などの自覚症状のないことを確認しフェノバルビタール(100)1Aを筋注し，母親の同意による医療保護入院とした。

【入院後の経過】 翌日には意識清明となり脳波検査を行ったところ，全般的に徐波が多く認められたが，発作波の所見は見られなかった。本人の不安が強いので継続入院とした。かかりつけのクリニックに連絡し，処方内容を確認し抗てんかん薬の投与を行った。7日目には不安もやわらぎ退院した。

【鑑別診断】 意識障害をもたらす疾患としては脳器質性疾患，急性薬物中毒，高血糖あるいは低血糖によるもの，尿毒症などがあるが，このケースでは一般救急で，それらの疾患を否定されていた。母親からの情報と現在症から比較的容易に診断はついた。

【退院後の経過】 かかりつけのクリニックに通院継続とした。

【治療と処遇上の問題】安定しているてんかんの患者でも過労や睡眠不足で発作を起こし得るので，このケースも，その旨を本人と家族に助言しておく必要があった。

　また精神科救急に意識障害のみで患者が来院することは稀であるが，精神運動興奮を主訴として受診依頼があり，受診時には意識障害を呈している場合もある。そのような時には身体的に危機的なことも多く，バイタルサインをチェックし，身体救急の医師に診察依頼をし，いたずらに時間を浪費しないことが重要である。

【看護上の配慮】長く安定していたてんかんの患者であり，発作が起こったことに対して不安，精神的な動揺があったのでその点で配慮を要した。

　また旅行などの疲労が原因となったもうろう発作と思われるので，休養をとらせ，普段から無理のない生活をおくることの必要性を入院中から指導した。

【要約と問題点】意識障害を疑われ身体救急の外来を経て精神科救急に受診となったもうろう状態を呈したてんかんのケースである。

　安定した期間が長かったことが，かえって家族にてんかん発作であることを気づかせなかった。ジアゼパムを静注することでもうろう状態は改善したが，発作に対する不安感が生じ，しばらくの間入院となった。

　また一般的に意識障害の患者に対しては，いつも身体的に危険な状態に陥る可能性を考慮に入れておかなければならない。

| 症例 30 | 意識障害 |

〈男　41歳　同伴者：警察官〉

【受診理由】路上でパンツ１枚の姿で倒れていたところを通行人に発見され110番通報にて警察に保護された。身元不明で，会話もできないため，警察官通報により精神科救急受診となった。

【状態と暫定診断】うす汚れた身なりで，口腔内には大量の汚物がある。外傷はないが，腕には注射痕があり，また上半身には入れ墨がある。もうろう状態で自分の姓名，年齢，住所など身元に関することもまるで話せず，問診が成立しない。診察中，虫を捕まえるような動作があり，尿失禁もみられた。以上より意識障害（アルコールを含む薬物性ないし覚醒剤による精神障害の疑い）と診断し緊急措置診察の結果，措置入院となった。

【入院後の経過】もうろう状態が続き，簡単な応答はできるが談話はまとまらず，質問にはまとはずれな答えをするのみで，姓名などについては全く答えない。翌日，本診察後措置入院となる。嚥下困難があり辛うじて流動食の摂取が可能だが，尿便のコントロールはできない。入院翌日には38℃の熱発がみられたが補液（持続点滴１日量2,000 ml）にて解熱した。神経学的所見や頭部CTでは異常所見はみられない。入院３日目に夜間せん妄状態となり，怒声をあげ点滴スタンドを蹴り倒すためフルニトラゼパム２mg＋生食水100 mlを側管より入眠するまで滴下し，また夜間の点滴内にハロペリドール５mgを追加した。翌朝には，自力歩行，経口摂取が可能となり，自分の姓名について語るようになるが住所など生活歴の詳細については，わざと答えをはぐらかすような態度で要領を得ない。談話はまとまりを欠き，時折独語がみられた。持続点滴は中止とし，入院４日目から６日目までソリタT3を１日1,000 ml点滴し，点滴中に各種ビタミン剤とハロペリドール１日10 mgを混入した。入院７日目より談話もしっかりとしたものとなり，これまでの生活歴などについて話せるようになる。それによると，以前より１日に日本酒１升は飲酒する大酒家であり，肝硬変で通院中である。また２～３ヵ月前には幻聴が出現し，精神科入院歴がある。今回は不眠のため精神科通院中の友

人の眠剤を貰って7袋をまとめ飲みした。救急車で運ばれているところは覚えているがそれ以外はまったく覚えていない。仕事の方は土方などをやっていたが，2年半前に骨折してからは生活保護を受けていたという。本人が生活保護を受けていた福祉事務所と連絡をとり，本人のいう身元が正しいということが判明。その後は特に問題行動なく経過し，入院20日目に措置解除とともに退院とした。

【鑑別診断】経過より，アルコール性せん妄が薬物の多量摂取によって修飾されたものと考える。意識障害を呈すすべての疾患が鑑別の対象となるが，特に頭蓋内疾患との鑑別は重要と思われる。

【退院後の経過】断酒の必要性を伝え，以前入院したアルコール症専門精神病院への通院を勧めた。

【処遇上の問題】遷延した意識障害の原因の究明と身体管理に注意が必要であった。

【ソーシャルワーク上の問題】救急のような時間的に余裕のない場面で，患者の身元探しが必要な場合は，本人のプライバシー保護に配慮する必要があるが，警察ルートが最初の手がかりを得るには一番早く確実である。身元不明者の大部分は警察官通報によって来院するので，来院時に，即警察官に身元を調べるよう要請する。判明したあとは福祉事務所（職権で調査可能）に調査を依頼し家族関係を把握する。

【要約と問題点】アルコール依存症の患者が，多量服薬による意識障害から事実上断酒となり振戦せん妄による行き倒れ状態となり事例化したケース。多量に服薬した眠剤の影響もあり意識障害が遷延化した。そのため病歴，生活歴などについての情報不足があり，身体疾患との鑑別など診断確定に時間を要した。

| 症例 31 | 意識障害（？） |

〈女　19歳　　同伴者：両親，救急隊員〉

【受診理由】 早朝7時すぎ，意識障害の疑いで当院の救命救急を受診した。内科医の診察では，発熱や神経学的所見などの身体的異常はなく，開眼しているが問いかけに対する反応がなく，時折手足をばたつかせるため，精神的問題が疑われ，精神科コンサルタントとなった。

【状態と暫定診断】 臥床した状態で開眼しており，時に周囲を見回した。問いかけに反応せず，時に手足をばたつかせた。家族によれば，1週間ほど前に，患者がつきあっていた男性が仙台に転勤することを聞いてから不眠，多弁・多動となり，あちこちに電話しては「だまされた」とか「私おかしいかしら」と訴えていた。ところが昨日より次第に動きが減って寝たきりになり，食事もとらなくなったので，救急隊を呼んで来院したとのことだった。心因反応性の昏迷状態の診断で，両親の同意による医療保護入院とした。

【入院後の経過】 食事摂取が不可能なため，持続点滴を行い，バルーンカテーテルを挿入して，身体管理を行った。入院時に，ハロペリドール(10)1A，フルニトラゼパム(2)1A・生理食塩水10mlを静注して入眠させ，ハロペリドール10mgを点滴に加えた。入院2週間目頃から少しずつ自発的な動きが現われ，起きあがったり短い発語もみられるようになり，食事の経口摂取も少しずつ可能となった。3週間目には，介助があれば必要な栄養を経口摂取できるようになったため，点滴を中止し，一般室に移室し，車椅子でのホール開放や同伴散歩を積極的に行った。入院後1ヵ月で自力での歩行が可能となり，食事や入浴のときに簡単な介助を行うだけで日常生活が送れるようになった。しかし，無表情で廊下を徘徊し，発語はほとんどみられなかった。こうした状況が遷延したため，ハロペリドールを18mg/日にまで漸増したところ，笑顔などの表情の変化や，自発的な発語が見られるようになった。しかし「先生，先生」などと言うだけで，内的体験は語られなかった。外泊も開始したが，ぬいぐるみを抱いたりするなどの退行した行動がみられ，日常的な生活能力に欠けていた。現在，入院後2ヵ月目であるが，精神活動性

を高め日常生活能力を取り戻すため，外泊や病院でのレクリエーションなどに重点を置いている。

【鑑別診断】 意識障害が疑われて救命救急を受診したが，内科医から精神科にコンサルテーションされ，昏迷状態と判断された。当初は失恋による心因反応を疑っていたが，病像の改善が遅く，重篤な人格水準の低下を伴っており，さらにつきあっていた男性からの情報では，最初に患者の方が特に理由なく彼の愛情を疑うようになり，対応に疲れたために転勤になると嘘をついたとのことであった。また，患者との十分な意思の疎通は困難だが，昏迷が軽減して発語が見られるようになってきた時期に，「しくんでいる」という被害妄想を想定させる言葉もきかれたため，精神分裂病と診断した。

【看護上の配慮】 当初は輸液をはじめとする濃厚な身体看護を行った。ある程度病状が改善した状態で，精神分裂病か心因反応かの診断がついていなかったこともあり，なるべく介助を減らして自発的な行動を促すか，それとも十分な介助を続けるか，2つの看護方針が出された。しかし，退行を阻止し現実場面を重視していく観点から，前者の方針に基づいてスタッフ全員がそろって対処し，それに対する患者の反応をもとに改めて考えるということで，意見が一致した。

【要約と問題点】 意識障害を疑われて救命救急を受診したが，診察の結果，心因性ついで精神分裂病性の昏迷状態と診断された。体験を表出しないケースの診断の困難さと，その場合の看護上の対応が問題になった。

症例32　頭　痛

〈女　19歳　　同伴者：救急隊員〉

【受診理由】 午後5時頃，路上で倒れているところを救急車で救命救急外来に運ばれた。頭痛と吐き気を訴え，採血，頭部のCT撮影が行われたが特に異常所見がなく，精神科救急に紹介となった。

【状態と暫定診断】 ストレッチャーにて来院。体温，脈拍，血圧は正常範囲であり，瞳孔，対光反射，腱反射も異常所見はない。診察医が話しかけると特に問題なく返答でき，意識障害も見られない。

　本人によると，中部地方にて生育。2人姉妹の姉。地元の高校を卒業して東京の会社に就職して3ヵ月目である。高校のときから気分がすぐれなくなり，「貧血で」倒れることがたびたびあった。また高校2年のとき失恋してリストカットし，精神科を受診したことがある。その後も何度も死にたくなって精神科医の処方した薬を多量に服用したことも2回ある。最近，仕事と人間関係に疲れていたという。今回は気がついたら救急車の中であったとのこと。

　頭痛と吐き気は心因性のものと判断され，人格障害も考えられた。

　故郷の両親に連絡し，本人も入院を希望していたので任意入院とした。不安感に対してジアゼパム(5) 2Tを服用させた。

【入院後の経過】 翌日，両親が来院し，しばらくの間入院治療を行うことと決めた。ところが7日目には，病棟になじめないということで，本人が退院を希望してきた。そのため両親を交えて話し合い，会社は退職し両親のもとへ帰り，近くのクリニックに通院することとなった。

【鑑別診断】 頭痛と吐き気を主訴として来院したので脳器質性の疾患が疑われたが，頭部CTを含め身体的に異常所見がなく，身体的な疾患は否定された。生活史，病歴，現在症から境界性人格障害の診断が適当と思われる。

【治療と処遇上の問題】 一度は入院治療を希望したが，早期に入院生活に耐えられなくなった。治療に長期間を要すること，患者治療者間の関係が大切であることから家族のもとでの外来通院治療が適当と判断した。

【要約と問題点】救急隊に運ばれ，頭痛と吐き気を主訴とし，身体救急外来を経て精神科救急に受診となったケースである。病歴から境界性人格障害と考えられた。

　人格障害の患者が精神科救急に受診となることは稀ではなく，主訴がこのケースのように身体症状であったり，リストカット，大量服薬による自殺企図であったり治療継続が困難な場合が多い。また救命救急に直接受診となり，そこから依頼されることも少なくない。

───────────── ひとくちメモ 4

応急入院制度の実用性
　一定の施設基準を満たしている病院に，保護者の同意が得られず（連絡がつかないか，単身者であるため），早急に治療の必要が認められる場合で，いわゆる措置要件を欠いているときに入院する際に適応される。結局放浪者や外国人などが一番の該当者であるが，たとえ3日間の有効性しかないとはいえ，1日3万円を超す医療費を一体誰が負担するかとなると，ほとんど実用性を欠く法律になってしまう。応急入院制度の場合も，措置入院と同じように公的負担が必要なのではないだろうか？

症例33　けいれん重積発作

〈女　40歳　　同伴者：母親，救急隊員〉

【受診理由】 某年7月28日，午前2時30分に，母親より当直医に，午前1時30分から4回けいれんが出現したとの連絡が入った。当直医から救急受診を勧められ救急車で精神科救急受診となった。午前3時40分の診察開始までに，自宅で7回，救急車内で1回，来院直後に1回の計9回の強直性のけいれん発作が出現していた。

【状態と暫定診断】 診察時は，呼名に対し一旦は開眼するがすぐに入眠する状態であった。経過および状態像からてんかん重積発作と診断された。20代からてんかん発作の既往歴があり，受診当時も他院神経内科に通院中で，抗てんかん薬の服用を続けていて，数年間発作はほとんど出現していなかったという。ジアゼパム10 mgの静脈注射とフェノバルビタールの筋肉注射を施行の後，重積状態が持続した場合，脳浮腫など生命の危険も予想されたため集中管理室（ICU）で経過観察をした。

【入院後の経過】 入院後はけいれん発作の再出現は認められず午前6時には覚醒した。覚醒後は，応答も明確で見当識障害など意識障害は認められなかった。精査および発作コントロールのため，引き続き精神科病床での任意入院となった。本人は入院前の状況を，「多忙で睡眠不足の日が数日間続き服薬も不規則であった」と語っていた。入院当日よりアレビアチン300 mg/日，フェノバルビタール120 mg/日が投与され，血中濃度も有効範囲内であった。血中濃度が安定し，発作が十分にコントロールされたと判断するには時期的には早かったが，本人の希望もあり入院4日目に退院となった。

【鑑別診断】 脳波上，左側頭領域，右側頭領域，後頭領域に棘波が散発していた。頭部CT，その他の検査では異常所見は認められなかった。診断は大発作型のてんかんとされた。今回の重積状態は，連日の疲労，睡眠不足と不規則な服薬が契機であったと考えられた。

【治療と処遇上の問題】てんかん重積状態に対しては可及的迅速に対応する必要がある。意識障害患者は原則として救命救急が担当することになるが，本例では精神科救急を利用している。患者によっては救命救急受診が妥当であるか精神科救急の適応であるかの判断は受診前には困難な場合も少なくない。肝要なのは，最初にどちらで診察するかではなく，最初にどちらで診察しても適切な対応ができるかどうかにある。

【看護上の配慮】けいれん重積状態は，致死的な状況の1つである。発作の初期症状の発現に注意し，重積状態への移行を予知し，患者の安全・保護に努めなければならない。具体的には，定時におけるバイタルサインのチェックと排泄の介助，更衣その他の処置時に刺激でけいれんを惹起しないよう留意し，病室は遮光し物音や他患者の行動などから影響を受けない環境を提供するべきである。また，指示薬の完全服用の確認も大切である。

【要約と問題点】本例は，家庭内でてんかん重積状態が出現し，家人が精神科に連絡したため精神科救急受診となった。精神科救急といえども，診察に当たるものには致死的状況に対する迅速な判断が求められるのは当然であるが，救命救急と精神科救急が常に連携をとり，診察医の判断に基づき望ましい治療環境を提供できることが大切である。

ひとくちメモ 5

「先生！保護室で患者が暴れています。どうしたらいいでしょうか？」

　こういう電話が精神病院の当直医からかかってくることもある。たまたま指定医ではなかったのだろうか？　あるいは精神科医の当直ではないのだろうか？　いろいろ思いを馳せてみてもはじまらない。結局ご自分の病院の上司にご相談を……ということになってしまう。

　もっとも，もっと具体的な場合には話しも異なる。フラッシュバックをおこした覚醒剤精神病とかフルニトラゼパム（ロヒプノール）による過鎮静のケースなどでは，こちらの情報を提供できることもあり，連携プレーができる喜びもある。

V. リエゾン精神医療

1. 救命救急からのリエゾン

| 症例 34 | 自殺企図（飛び降り） |

〈男　20歳　　同伴者：両親，医師〉

【受診理由】某年12月30日，乗用車の運転中に欄干に衝突し，自力で車を降りたものの，そのまま欄干を乗り越え20m下の川の中州に飛び降りたため，救急車にてN大救命センターへ搬送され，骨盤骨折，第1腰椎椎体骨折および骨折に伴う出血性ショックが認められ，救命措置が施行された。入院数日で全身状態は回復に向かったが，怒声や興奮などの精神的不穏が顕著となった。1ヵ月半前の11月にも割腹自殺を図っていたことが判明していた。そのため，精神科的治療および管理が必要であるが，N大センターでは対応困難との判断から，1月6日，当院精神科へ入院依頼がなされ，同センター医師および両親に伴われ救急車にて当科を受診入院となった。

【状態と暫定診断】過去の診療録によると，割腹時には，割腹理由は曖昧なままであったが，入院期間中は奇異な言動は認められていなかった。今回受診時，患者はストレッチャーに抑制されていたが，泣きじゃくるように「眠らせてくれよ。もういやだよ」と訴え，困惑状態を呈していた。母親の話では，15〜16歳頃は暴走族に属していたが，最近は休むことなく働いていた。また，数ヵ月前より女性問題で悩んだり，癌ではないかと訴えていたとのことであった。診断は暫定的に急性精神病とされ，精神科病棟での入院治療が開始された。

【入院後の経過】入院後2ヵ月間は，骨盤骨折のため安静臥床を要したが，退行して依存的な態度が著明であった。時に「誰かに狙われている。どうせ殺されるんだ」と訴え，自暴自棄な行動をとった。3月になる頃には，身体リハビリの開始と平行して精神的にも安定してきた。この頃になり，「2年前から覚醒剤を使っていた。最初の頃は良かったが，昨年10月ころから狙われているような気分になり恐くてしかたなかった」と主治医に語った。4月末には，軽挑浮薄な言動を除いて明らかな病的体験は消失し，自力歩行も可能となったため退院となった。

【鑑別診断】精神分裂病など内因性の精神疾患が疑われたが，覚醒剤使用歴と精神症状の出現経過および入院中の接触態度などから，覚醒剤により惹起された幻覚妄想状態と診断された。

【退院後の経過】外来通院を続け，3ヵ月後には復職した。

【治療と処遇上の問題】1回目の自殺企図である割腹による入院の際に，適切な精神科的関与がなされていたならば，その後の自殺行為は未然に防げた可能性もあったと考えられた。

【看護上の配慮】患者の退行した言動や自暴自棄な態度を，看護サイドも，単に性格の問題として片づけないことが大切である。本例では入院初期の言動は，その後の治療経過から被害念慮に基づくものであったり，重篤な身体状況に対する一種の反応であったと考えられた。

【ソーシャルワーク上の問題】救命救急と精神科救急の連携は必須ではあるが，現時点での対応方法は不十分なまま各施設と当該科の判断にまかされている。

【要約と問題点】本例は，短期間の間に割腹と飛び降りの2回の自殺企図を行い，最初の自殺企図から約5ヵ月を経てようやく診断が確定した。身体的治療と精神科的関与の重要性と，救急事例における診断の困難さを示したケースと考えられた。

症例35　自殺企図（向精神薬の大量服薬）

〈男　25歳　同伴者：通院中の精神病院の当直医，両親〉

【受診理由】患者は近隣の精神病院に通院中であったが，処方されたばかりの1ヵ月分の薬を大量服薬し自殺を図った。昏睡状態で家族に発見され，ただちに通院中の精神病院に救急車で搬送されたが，救命処置のため当院の救命救急センターに運ばれた。受診時の意識レベルは100〜200。胃洗浄を含む救命処置を受けた後，集中治療室に入院となった。

【状態と暫定診断】中学生時に発症し長期間未治療であったが，約2年前に路上で通りがかりの人を殴ったことを契機に精神病院に2ヵ月入院している。以後は外来通院し，内服治療を続けてきたが，被害関係妄想，感情鈍麻，無為，自閉などの諸症状が続いていた。今回急性増悪により，「殺すぞ」など患者を脅かす内容の幻聴が活発化し，不穏状態に陥って大量服薬による自殺を図ったものである。

　　入院当日に担当の内科医より，精神科に精神状態の把握と投薬治療を含む対応についての相談の依頼があり，リエゾン治療が開始された。

【入院後の経過】大量服薬による意識障害から徐々に覚醒してくると，激しい力で抑制を解き起きあがろうとするなど，著明な興奮状態を呈した。身体的には大量服薬による誤嚥性肺炎を合併しており，気管内挿管によって呼吸状態を管理されていた。今後，身体的安静を保てずに自己抜管などを起こし，十分な身体治療が受けられなくなる恐れがあった。このため，補液にクロルプロマジン100 mgを追加し鎮静化した。身体的治療にとって危険な程の興奮状態は2, 3日で治まった。その後，肺炎が続いていたこと，独語，空笑などの精神症状も認められていたことなどから，精神科病棟へ転棟となった。転棟後は穏やかに過ごし，入院2週間後には肺炎は完治したため，元々治療を受けていた精神病院へ転出した。

【看護上の配慮】集中治療室では，覚醒時不穏状態とならないかどうかを観察し，興奮時には身体治療の支障とならないように速やかに鎮静の指示を施行した。

【ソーシャルワーク上の問題】当院への入院後は速やかに通院中であった精神病院の担当医と連絡をとり，患者の病歴の詳細，治療上の留意点などを聴取した。また家族および精神病院担当医とは，身体的な治療が概ね終わった時点で，これまで通院および入院治療を受けてきた元の病院に戻り精神科治療を続けることで合意し，回復後は本人も同意した。

【要約と問題点】本症例は，大量服薬による自殺を図った精神分裂病患者が通院中の精神病院に運びこまれたものの，そこでは救命救急処置ができないため当院救命センターに搬送された。救命処置の施行とともに，内科より精神科へのコンサルトがただちになされたため，集中治療室での不穏興奮状態に対し迅速に対応することができ，身体治療もスムーズに進めることができた。身体・精神ともに救急治療の求められた症例において，内科医と精神科医が初期から連携し治療を行うことにより効を奏した例である。

ひとくちメモ 6

「先生，淋しいんです。話しを聞いて下さい」

　定期便のように，幾日かおきに，それも夜半過ぎに，すっかり馴染みにはなった声ではあるが見知らぬ患者さんから電話が入る。他院に通院しているのだが，今日は家族とうまくいかなかった，話しを聞いて欲しいし，どんな薬を飲めばいいのか，という。担当の先生はあまり話しを聞いてくれない，なにかあったら救急の病院に電話をしなさい，と教えられているのだともいう！

　どんな薬を飲んでいるのかも当方にはわからないのだが，それでも 10〜20 分つき合っているとお礼を言って電話を切って下さるのだけれども……複雑な心境……そういうお馴染みさんのケースが何人かはいる。

症例36　自殺企図（農薬の大量服薬）

〈男　70歳　同伴者：妻，救急隊員〉

【受診理由】自宅でスミチオンを飲んで倒れているところを，夕方帰宅した家族が発見し，当院の救命救急を受診した。来院時，意識レベルⅡ-30でけいれん発作が見られ，挿管して胃洗浄と血管確保をしたのち，ICUに入院となった。点滴によるウォッシュアウトや血液吸着を行ったが，腎不全，肺炎を併発し，入院10日目には心停止をきたし，20分の心マッサージ後にようやく蘇生した。その後次第に身体的には回復して生命的な危険が去ったため，入院後3週間目に一般内科病棟に転棟となった。意識も回復し，カニューレも抜去して会話が可能となったが，意味不明の言動や，「子供が来ている」などの幻覚を思わせる発言が聞かれた。また夜間せん妄と思われる不眠も見られたため，精神科にコンサルテーションとなった。

【状態と暫定診断】妻の話では，患者はもともと几張面でプライドが高く内向的な性格であり，約2年前より老人性うつ病の診断で近くの精神科診療所に通院していた。痴呆症状は目立たず，時折，老いることへの不安をもらしていたものの，自殺の理由や前兆は思い当たらないとのことだった。診察時，簡単な会話は可能で希死念慮は認められなかったが，軽い意識混濁が見られた。加齢による脳機能低下に，スミチオン中毒や心停止の影響が加わったために生じたせん妄と考え，チアプリド75mg＋スルピリド100mgによる睡眠コントロールを行った。入院後6週間目には，身体的には肺炎を残すのみで，IVHは行っているが気管切開はとれた。そこでせん妄とうつ状態に対する治療に重点が移ったため，妻の同意により精神科病棟に転棟となった。

【入院後の経過】入院後も夜間不眠傾向があり，「妻が入ってきた」などと，せん妄は継続していた。しかし，肺炎のために過鎮静による呼吸抑制が懸念され，問題行動もなかったため，薬を増量せずに経過観察を続けた。肺炎に関しては，内科医が往診して治療を継続した。入院後3ヵ月目には歩行や食事摂取が可能になり，日中はホールに開放できた。せん妄は消失し，レクリエーションへの参加などを通して次第に他患との交流も生じたが，軽度の痴呆が残

存した。入院後4ヵ月目に長期療養のため他院に転院となった。

【治療と処遇上の問題】救命救急を行っている総合病院では自殺患者が多く入院するため，他科との十分な連携が必要となる。一般病棟では，場合によって精神障害への拒否反応が強く，早めの転科を要求してくることがあるが，一般病棟のスタッフに十分な説明を行うとともに，精神科病棟の身体管理能力を考慮して，転科の時期を決めるべきである。

【看護上の配慮】精神科病棟に入院当初は，せん妄があるが，呼吸状態が悪いため十分な鎮静がかけられず，IVHの自己抜去などの懸念があった。状態に応じて抑制をしたり，側管からのフルニトラゼパムの点滴を調節し，一方日中は，十分注意を払いながら，車椅子にのせてホールに出すなどした。

【ソーシャルワーク上の問題】治療により簡単な介助で日常生活が可能となったが，同居の妻が高齢なため退院が困難であり，家族の希望もあって，痴呆や身体に対する長期的なリハビリテーションが可能な病院に転院となった。

【要約と問題点】うつ状態により，農薬（スミチオン）を飲んで自殺を図った症例。当初は内科病棟で管理して精神科医が往診したが，身体病状が改善したため，精神科病棟に転棟して内科医が往診するかたちをとった。こうした場合，双方の十分な意思の疎通が必要である。

ひとくちメモ 7

自殺企画と後遺症

近年の印象だが，以前の列車飛び込みや縊首が減少し，若者ではリストカットや睡眠剤や向精神薬による急性薬物中毒が，年配では農薬の服薬や切腹が，全体としては高層建築からの飛び降りが増えているように思われる。

深刻なのは，農薬などでは腎障害，飛び降りでは四肢や軀幹の骨折などの重篤な後遺症である。精神症状が改善された後，彼らは，そのつぎにこうした後遺症と闘わなければならない。

MRSAとの問題も精神科救急と一見なんの関係もないようにみえて，そうでもない。ICUなどにいて，MRSAに感染することも稀ではなく，精神科に転棟後もその処置に追われることになる。

症例37　自殺企図後遺症（MRSA肺炎）

〈男　49歳　同伴者：父親〉

【受診理由】 自殺企図による向精神薬の急性薬物中毒でICUに入院中の患者が，意識回復後に不穏であるため，精神科の診察の依頼があった。

　　患者は，2年前にアパート経営を始めたが，慣れない仕事のため過労となり，抑うつ状態でJ病院に3ヵ月間ほど入院し，以後は同院に通院をしていた。周囲の人たちには安定しているかに見えていたが，向精神薬を大量服薬し，意識不明のところを父親に発見され，当院の救命救急を受診した。来院時，意識レベルⅢ-100で，ICUに入院となり，胃洗浄と点滴によるウォッシュアウトを行った。その結果，翌日には意識が回復したが，「死にたい，殺してくれ」と大声で泣き叫び，点滴を抜いてしまうため，精神科にコンサルテーションとなった。

【状態と暫定診断】 診察時，抑制された四肢を激しく動かし，声をかけると「殺してくれ」とわめき，不穏で希死念慮，焦燥，情動不安定が前景で制止は見られなかった。自殺に関しては，「死のうと思って薬をため込んで飲んだ」と述べたが，死にたい理由は「いろいろあって」と言うだけで，はっきりしなかった。うつ病による希死念慮と考えられた。肺炎を併発しており，身体的治療が優先する状態であるため，ICUに入院のままハロペリドール(5)2A＋フルニトラゼパム(2)1Aを生理食塩水100mlに溶かし，1時間かけて側管から点滴静注することによって，鎮静をはかった。それでも鎮静が得られずに薬物を増量し，3日後には，1日量ハロペリドール(5)6A，フルニトラゼパム(2)3Aとなった。

【入院後の経過】 入院後7日目には肺炎は改善傾向となり，精神科に転棟となった。希死念慮があるために父親の同意を得て，医療保護入院とした。しかし喀痰からMRSAが検出され，個室隔離が必要となったところ，拘禁反応と思われる不眠，不安，焦燥が増強した。慎重な治療と介護によって身体症状が改善し，行動制限が弱まるにつれて，精神症状も安定した。転棟1ヵ月後には喀痰培養でMRSAが検出されなくなり，一般病室への移室が可能とな

った。身体的衰弱もあって活気はないが，希死念慮は消失していた。自殺の動機については，アパートのことや女性問題など，いくつかのことが重なったためだと答えた。しかし外泊を繰り返しても症状の動揺はなく，アパート経営を続ける意欲も出てきたため，入院2ヵ月後に退院とした。

【退院後の経過】 定期的に外来通院を行い，問題なく過ごしている。

【治療と処遇上の問題】 MRSAに伴うさまざまな問題が見られた。個室への隔離のため精神症状が悪化し，鎮静のために薬物を増量すると，身体的に衰弱して肺炎の改善が遅れるという悪循環が見られた。

【看護上の配慮】 MRSA感染防止のための消毒液や白衣を，希死念慮のある患者のいる病棟内や，病室内におくことはできないので，病棟の構造上，看護室に接した保護室を使用することになり，居住性の面で患者に負担をかけざるを得なかった。MRSAは今後の増加が予測されるので，精神科病棟にもこうした患者を収容できる個室を作る必要がある。身体的にある程度改善したところで，患者にマスクを着用させて，看護スタッフが車椅子を押して散歩に連れ出した結果，患者の不安・焦燥をかなりやわらげることができた。またMRSA感染防止のための手洗いや消毒などが必要であった。

【要約と問題点】 服薬自殺後にMRSAによる肺炎を併発した症例である。身体的理由による個室管理と，精神症状の関係が問題となった。

症例38　自殺企図後遺症（CO中毒）

〈男　60歳　同伴者：妻，救急隊員〉

【受診理由】患者は，自家用車の運転席に排ガスを引き込み意識消失しているところを家人に発見され，当院救命救急外来へ運ばれた。受診時意識レベル300の昏睡状態。また発見された時の状況から，大量に睡眠薬を服用した様子であった。

【状態と暫定診断】受診時，麻酔科医師により，ただちに胃洗浄，気管内挿管および補液などの救命処置が施行され，ICUに入院となった。入院後，今後の精神状態に対する評価，治療について，麻酔科医より精神科に依頼があった。家族の話では，1年前の脳梗塞で片麻痺の後遺症が残り，この頃から抑うつ状態がみられており，最近は希死念慮が強かったという。以上より，今回抑うつ状態から自殺企図におよび，急性の薬物中毒，一酸化炭素中毒を生じた症例と考えられた。

【入院後の経過】一酸化炭素中毒に関しては，受診時のCO-Hb濃度7.3％から翌日には1％以下に低下，また頭部CTでも明らかな所見は認められなかった。2，3日目より意識レベルは回復傾向を示し，簡単な質問には応じるようになった。また合併していた誤嚥性肺炎も概ね改善したため，1週間後には主に今後の精神症状の把握，抑うつ症状の治療を目的として精神科病棟へ入院（医療保護）とした。

　精神科入院後，意識レベル1桁の意識障害が遷延し，寡言，無欲状の顔貌で，神経学的には，上肢および頸部の固縮が出現していた。急性一酸化炭素中毒の回復後も軽い意識障害が持続し，錐体外路系の諸神経症状が出現していることから，今後間歇的または非間歇的に後遺症が残る可能性が高いと考えられ，時期的にその適応が問題になったものの，今後の重篤な一酸化炭素中毒後遺症発現の予防に高圧酸素療法が必要と考えられた。ソーシャルワーカーと担当医が家族との相談を重ね，高圧酸素治療が可能であるG病院への転院が決まり，当院を退院となった。

【要約と問題点】脳梗塞後の抑うつ状態のため自殺企図におよび，結果的には一酸化炭素中毒後遺症が前景化した症例である．入院直後の急性期の状態や検査結果からは，一酸化炭素中毒は軽度と考えられたが，その後の経過から後遺症が固定化する可能性が高いと考えられ，専門治療のできる病院へ転院となったが，病期対応に問題が残った．すなわち急性一酸化炭素中毒が疑われる場合，血中濃度のデータのみに注目することなく，可及的速やかに，高圧酸素療法が必要であると思われた．

ひとくちメモ 8

「嘘のような話で恐縮ですが……」

　以下は筆者が体験した一番長い夜の物語．1人目（アフター5の例），35歳，男．午後5時少しすぎ家人と来院．分裂病で近医に通院，体験もあるがアカシジア様の訴えもあり処方．夕飯が終らぬうちに2例目，29歳，男．警官と家人と．この半年ほど閉居傾向，突然飛び降りの自殺企図にて右足骨折，急性精神病にて入院．まもなく3例目，57歳，女性．何回か他院に入院歴があるが中断．警官と家人．興奮して家財を破壊．筋注し中断した病院へ紹介状．その途中に4例目が来院しすぐ5例目の通報が入る．こうなるとどうにでもなれ，という心境．3ヵ所の警官がお互いに挨拶などしている．4例目は覚醒剤精神病で入院．5例目は幻覚妄想は活発だが慢性の分裂病，明日他院に入院予定とのことで注射と処方で帰る．一整理ついたら午前1時すぎ．入院した患者をみていると6例目，中年女性のうつ病，昏迷状態で入院．まもなくアー症の人が問題行動で警官と来院．まだ酩酊状態にありお帰り戴く．時は午前5時半，外は明るい．アー疲れた！これから一寸一眠り．今日は新患当番日（平日のお話）．

症例 39　頸部切創

〈男　32歳　同伴者：父親，救急隊員〉

【受診理由】某年 5 月 27 日夜，「自分で登山ナイフで首を切ったが死にきれない」と自ら救急隊を要請し，当院救命救急を受診した。右頸部に深さ 3 cm，長さ 15 cm の切創が認められ，創部処置が施行された後，ICU に入院となった。翌日，外科医からの依頼を受け ICU にて精神科診察が行われた。呼名に開眠し，前日の自傷の理由を「霊にとりつかれ，首を切れと言われた」と述べ，「まだ，声が聴こえてる」と語った。

【状態と暫定診断】本例は自傷当日まで就労は続けていたものの，2ヵ月前から「奇妙な考えがはいる」ようになり，「盗聴されている」と発言し，数日前から不眠が出現していた。母親は精神分裂病に罹患し，10 年前に自宅にて自殺していたことが，同伴した父親より明らかにされた。本例は，精神分裂病と診断され，幻覚妄想状態を呈し再度の自殺企図の恐れがあると判断された。本人も精神科治療に同意したため，全身状態の回復を待って，任意入院にて精神科病棟へ転棟し引き続き治療が行われることとなった。

【入院後の経過】ICU では，精神科医は身体回復が円滑に行われるために，不穏・興奮時の対応を中心に精神科的管理を行った。診察後，ハロマンス 100 mg の筋肉注射を施行し，3 日目よりハロペリドール 30 mg の経口投与が開始され，5 日目に精神科病棟に転棟した。転棟時，幻聴は続いていたが，1 週間程で病的体験は軽減し，穏やかに過ごすようになった。6 月中旬から，外泊を開始し，外泊そのものは無難にこなしたものの，この頃より集中力困難や，病気や将来に対する不安を漏らすようになった。しかし，幻聴などの病的体験の再燃は認めず，家族も含め早期職場復帰を希望したため 7 月 1 日に退院となった。

【退院後の経過】本例は，退院 1ヵ月後と 4ヵ月後の 2 回職場復帰を試みたが，集中力困難および著しい倦怠感のため，いずれも復帰後数週で再休職となった。2 回目の休職を機に，週 1 回の保健所デイケアへ通所を開始した。通所 6ヵ月の時点で，デイケアでの評価も高いため，職場復帰を勧めたが，本人

は自信のなさを理由に断わった。その後は，週5日のペースで作業所に通所し復帰に備えている。

【治療と処遇上の問題】当初，創部治療，全身状態の管理のため，活発な精神症状を有しながらもICUで入院が行われた。その間，精神科治療は，精神症状の改善というよりも，鎮静を力点におかざるを得なかった。

【看護上の配慮】精神科病棟転棟後は，患者は病識を有し治療に協力的であり，その意味では比較的「手のかからない患者」であった。しかし，それだけに治療者側の病気に対する軽はずみな言動は当然のことながら慎まれた。

【ソーシャルワーク上の問題】地域の保健所とは病院スタッフと合同の症例検討会を持つなどして連携をとり，また，デイケア通所をすすめることによって，集中力困難は改善し，高い活動性を示すようになった。それでも復職には至らなかったが，精神分裂病の回復過程の多様性を考慮すればやむをえないといえる。今後とも患者の現状・ニーズに見合った，より多角的できめ細かなサポート体制をつくらなければなるまい。

【要約と問題点】本例は，幻覚に衝き動かされ，頸部切創という身体疾患を引き起こしたことで結果的に精神科治療に結びついた。そのため入院中は他科の医師・看護スタッフとの協力が不可欠となった。また，本例では，社会復帰，ことに復職に関しては，治療上そしてソーシャルワーク上の課題を残した。

| 症例 40 | 胸腹部切創 |

〈男　29 歳　　同伴者：母親，救急隊員〉

【受診理由】 患者は約半年前頃から，家族や職場の上司から精神的な変調に気づかれており，当院精神科受診の予定であった。しかしその前夜，自宅で胸腹部を包丁で 5 ヵ所刺す自殺を図った。家族に発見され，ただちに救急車で当院に運ばれ緊急手術を受けた上，ICU へ入院となった。

【状態と暫定診断】 家族によれば，患者は約半年前から，「会社が俺を辞めさせようと圧力をかける」「会社の人が家に盗聴器を仕掛けてる」など，職場に関連した被害関係妄想を訴えるようになった。それでもきちんと仕事はこなしていたが，今回入院の半月前頃より，「ヤクザに襲われる，殺される」とおびえたり，歯科で治療を受けた後「エイズをうつされた」と訴えるなど落ち着かず，仕事も手につかない状態となった。今回の自殺企図は，患者も精神科受診を納得した矢先のことであった。以上の経過からは，半年前頃に被害関係妄想を主症状として発症した精神分裂病が最も疑われた。

　ICU 入院後，担当の外科医より精神状態の把握と治療について相談の依頼があり，リエゾン治療が開始された。

【入院後の経過】 手術後しばらくは経口投与ができなかったため，ハロペリドール（30 mg/日）を点滴静注により投与した。しかし，問いかけにも表面的な応対で表情は硬く，終日閉眠したままで過ごす不安緊張感の強い状態が続いた。その後薬物増量によっても状態の改善が得られなかったため，身体状態が概ね改善した時点で精神科病棟へ転棟した（父親の同意による医療保護入院）。転棟当初は，妄想気分，職場をテーマとした体系だった被害関係妄想，病棟生活の中での活発な自己関係づけなどが認められた。クロルプロマジン 450 mg＋レボメプロマジン 150 mg の薬物の投与により，諸症状は徐々に軽減。些細なストレス状況に対し妄想的な意味づけをし不安を呈す場面もみられたが，約 4 ヵ月後に退院となった。

【看護上の配慮】ICU では，発語乏しく不安緊張が強い様子だったため，患者に対しては簡単な声かけにとどめ，主に摂食や睡眠の状態を観察した。不安不眠時には，適時指示の向精神薬投与を施行した。

【退院後の経過およびソーシャルワーク上の問題】その後自宅療養中，退院後明らかな妄想状態は認められないが，些細なストレスに対して関係念慮を呈し不安が増強するなど病状が不安定となり易く，現在家庭内寛解の状態。今後，病状再燃を起こさないためにも，負荷の少ない環境で徐々に社会復帰のステップを踏ませていくことが必要。

【要約と問題点】胸腹部を刺す自殺企図による緊急入院を契機に，精神科医療につながった精神分裂病の症例である。活発な妄想状態はある程度薬物治療に反応を示し，軽快退院となった。些細なストレスから病状が不安定となりやすい面は続いているが，家庭内寛解の状態は得られている。今後，社会復帰へのサポートが肝要なケースである。

ひとくちメモ 9

「初老期痴呆で治りません。もう来なくていいです」

そう10年ほど前に某大学教授という「偉い先生」に言われたという60代後半の婦人が夫同伴で受診となった。家を出ると迷子になり，保護されることになってしまったからである。夫がいうには，10年ほど前とまったく同じになってしまったらしい。ということは，この10年の間「痴呆」は進行しておらず，少なくとも一定期間軽快していたことになる。

夫によれば，どうせ治らないのなら，とアチコチ遊びに連れ歩いたりしているうちに，再び家事をこなすようになったという。よく聞くと，どうも少し調子が高めで，海外旅行にでかけた際に，現地人相手にダンスまでしたことがあったらしい。うつ病性の昏迷状態による仮性痴呆と診断され，2ヵ月ですっかり軽快して退院。

症例41　術後せん妄

〈男　73歳　　外科入院中〉

【受診理由】某年3月8日胃癌にて当院外科に入院し，3月29日開腹手術を受けた。術後当日から不眠が認められていたが，4月1日には点滴ルート類の自己抜去や意味不明の言動が出現したため4月2日精神科診察依頼となった。

【状態と暫定診断】眠気は強くなく，応答はスムーズであるが，軽度失見当識，記憶障害を認め，夜間には「天井をストローみたいなものが流れている」と述べた。術前には特に問題行動は認められておらず，いわゆる術後せん妄と診断された。夜間の睡眠確保を目的に，21時に生食100 ml・ハロペリドール5 mg・フルニトラゼパム2 mgを点滴投与し，不眠・不穏時の適時投与を指示した。投与量はあくまで入眠までとし過量投与にならないよう心がけた。上記点滴は，3日間続けたが，投与開始日から定量投与（投与量約25 ml）にて入眠し途中覚醒なく経過した。4日目（術後8日目）より経口薬摂取可能となりチアプリド50 mg投与にて経過観察したが，不眠やせん妄は再現しなかった。

【治療と処遇上の問題】術後せん妄の治療のポイントは夜間睡眠の確保にあるが，睡眠導入剤のみをいたずらに投与することはせん妄の遷延化や副作用を惹起しやすく危険である。また，せん妄は器質的な問題が背景にあり，常に身体状況の把握に努めなければならない。

【看護上の配慮】室内には窓や時計，カレンダーを配した環境をつくり，可能な限り面会を許可する。対応・処置時には，十分な説明に加え日時などを明確に告げる。また，四肢抑制は可能な限り短時間とすべきである。

【要約と問題点】術後せん妄は精神科リエゾンで依頼の多い精神症状の1つである。睡眠・覚醒リズムの回復が精神科治療の主体となるが，そのためには適切な薬剤投与のみでなく，看護上の配慮など治療環境の整備が大切である。

ひとくちメモ 10

頻回な救命救急受診者には気をつけて！

　ある青年が，昨晩に続いてリストカットのため救命救急に運ばれて来た。この数日間で3度目の受診で，はじめて精神科医にコンサルトがなされたのである。顔面蒼白で血まみれのシャツ，血圧も70台でショック状態に近い。まだ処置中なので，付き添いの上司に聞いてみると幼少時から施設育ちで，少年院を経て現在の更生施設のような所に移り，10数年たつという。この間2回「自立してみる」と出たことがあったが，半年ほどで戻ってきた，一応の収入はある。半年ほど前から2〜3日突然休んではどこかへ出かけ，貯金も随分使っているようだ。富士の樹海にも行ったらしい。その上司によれば，どうもそうしたことは，最近長いこと別れていた母親と連絡がついたものの，うまくいっていないようで，そのことと関係があるらしい，という。いまひとつ気になったのは，それに前後して「（寮の同僚に）オナニーの現場を見られた。恥ずかしい。迷惑をかけた」と言うようになったということで，それは抑うつ気分というより被害-関係的と思われる言動に筆者には感じられた。

　本人は問いかけにかすかに首を振って応答するだけで，母親とも連絡が取れないことから緊急措置診察による入院も考えたが，あきらかにショック状態にあるため，とりあえずは救命救急への入院となった。数日後精神科へ転棟時には，当時の記憶はまったくなかった。母親の同意による医療保護入院となった。

　入院2〜3週間して，はじめて明確になったことであるが，10年ほど前から「死ね」といった声があり，それがこの半年は「性的なこと」を言うので，それが辛くて自殺しようとしたのだという。服薬しはじめ，病像が好転してやっと病気の存在が確認されることになったのである。

　ところで，救命救急を頻回に訪れる人の中に，こうした精神病のケースがままみられるのである。ある青年は過換気症候群とされ精神科医も診察していたが，筆者が夜間担当した時の勧めで平日来院し任意入院となった。彼も治療が進展する中で，数ヵ月来「幻聴」に悩まされていたことが判明したのである。神経症的な症状の背後に，なかなか言語化されない病的体験が潜んでいることもある。

症例 42 錯乱状態

〈男　64歳　　同伴者：妻〉

【受診理由】トリアゾラム（5 mg）約 20 錠を服薬した男性が ICU に入院した。意識回復後，まとまりのない言動が続き，点滴の自己抜去などが見られたため，精神科の診察が依頼された。

　家族からの情報によれば，患者は 1 年前に転倒して頭部裂傷を負った。意識消失はなく，CT などの検査もしなかったが，この頃から，体調を崩してめまいも出現するようになった。2 ヵ月後に CT で陳旧性の脳梗塞を指摘されてから抑うつ的となって食欲も落ちたが，自殺のそぶりはなく，近医で点滴を受けたりした。入院 1 ヵ月ほど前から逆に多弁・多動となり，あちこちの知人に電話をかけたりした。入院当日は様子がおかしいので家族が調べたところ，睡眠薬を服用した跡があったため，救急隊を呼んだとのことだった。

【状態と暫定診断】診察時，自殺企図後にしては深刻味が見られなかった。問いかけに対する反応はよいが，迂遠で，話しを続けるうちに話題がそれ，薬を飲んだ理由も「まあ何となくね」とあいまいだった。妄想的発言はなく，焦燥感が目立った。簡単な計算などは可能であったが，集中力の低下があり，軽度の意識障害が認められた。CT で新たな病変は認められなかった。ニセルゴリン 15 mg，チアプリド 75 mg の投与を開始したが，翌日にはさらに不穏が著しくなり，「娘が財産を狙っている」という被害妄想が出現した。そこでハロペリドール 9 mg，プロペリチアジン 30 mg などを加えたが，意識レベルの変動とは無関係にこの妄想は一貫し，さらに面会に来た娘の首を絞めるにおよんだため，陳旧性脳梗塞と薬物中毒による錯乱状態の診断で，精神科病棟に転棟となった（医療保護）。

【入院後の経過】入院後 2 週間ほどで夜間も良眠できるようになり，意識レベルも安定してきた。それでも娘に対する妄想は持続していて，「娘が部屋に忍び込んで家の権利書を持ち出した。銀行員の夫が負債を清算するために使っている」などと述べた。入院後 3 週間ほどで妄想は軽減したが，多幸的で現実味に乏しく，表面的な接触が目立つようになった。WAIS で IQ= 81 と低

下が認められた。その後病状も安定した時には，娘のことについて「なんであんな勘違いをしたんでしょう」と不思議がり，希死念慮も認められなかった。外泊を繰り返したが問題はなく，入院後約6週間目に退院とした。

【退院後の経過】現在，定期的に外来通院をして安定している。表面的で多幸的な対応が続き，「娘の首を締めたって本当ですか」と記憶がなく，結局，軽度の痴呆の状態となった。

【治療と処遇上の問題】錯乱状態で意識レベルの変動も見られながら，娘に対する被害妄想が比較的長く継続したのが特徴的であった。脳の器質性疾患を持つ患者では，過度の鎮静はかえって意識レベルを落とし，錯乱を激しくする場合がある。ブチロフェノン系薬剤，チアプリド，プロペリチアジンなどを用い，ベンゾジアゼピン系薬剤やクロルプロマジン，レボメプロマジンの使用は避けるのが望ましい。

【要約と問題点】陳旧性脳梗塞に基づく精神症状に薬物中毒が加わって生じた錯乱状態の症例であり，錯乱の改善後に軽度の痴呆状態が残った。

→ ひとくちメモ *11*

区市町村長の同意による医療保護入院

隣県のF市の国民健康保険証を持っている人が徘徊と緘黙で保護され，夜半来院した。措置要件は認められず，F市の当直業務員と連絡をとり，F市長の同意による医療保護入院となった。翌朝その旨，再確認すると，当該課がどこかわからないと，アチコチ電話をまわされる。挙句の果てには，精神保健法による市長同意などという話しはこれまで聞いたことがない，の一辺倒でまるでラチがあかない。やっと同意の点について意見の一致をみたが今度は，保険証の住所に本人が住んだ証拠がないから市長同意は認められない，という。

都の担当の仲介でなんとか市長同意は得られたが，こういうことがあるから，昔夜半に区長や市長宅に直接電話をし，トンチンカンな返事をもらって困惑した当直医もいたものだ。

2. 精神科救急のリエゾン

| 症例43 | 骨 折 |

〈男　32歳　同伴者：母親，警察官〉

【受診理由】深夜路上で，意味不明のことを叫びながら，突然通行人に殴りかかり，110番通報より警察に保護され，精神科救急受診となった。

【状態と暫定診断】多弁で，苦悶様の表情。殴った理由について問うと，「お父さんの悲鳴が聞こえてきて，家でお父さんが焼肉にされて，ミンチにされたかと思って，こわかった」「家の権利書を持って行かれるかと思った」と声高に語る。しかし，「殴ったことは悪い」という。また「（I病院で）処方せんと違う薬をのまされ昨日から眠っていない」と語る。談話のまとまりが悪く，被害妄想，幻聴の存在を認めた。本人および母親との問診から，20歳ごろ「わけのわからないことをいうようになり」，H病院を受診し，精神分裂病の診断にて7ヵ月入院した。退院後はB病院に通院していた。その後，2年前より1年5ヵ月I病院に入院し，事例化の約1ヵ月前に退院し，自宅近くでアパート単身生活を始めたという。身体診察では，右手背部に腫脹を認めた以外，特に異常所見は見られなかった。活発な病的体験とそれに基づく暴力行為があり，母親の同意による医療保護入院とした。ジアゼパム(10)4Aを静注し，ハロペリドール(5)2A・ビペリデン(5)1Aを筋注後，半入眠状態で入院した。

【入院後の経過】翌朝，対応は穏やかで，昨日のことを問うと，「昨日はお父さんの悲鳴が聞こえてきたので，お父さんを殴った人と思って殴った」と語る。ハロペリドール27mg＋クロルプロマジン500mgで治療開始。右手背部の腫脹が著明のためX-P撮影をしたところ，右第3中手骨骨折が判明し，当院整形外科に受診となった。整形外科的には，保存的加療で良いとのことであるが，患部の腫脹が強いためギプスシーネ固定が施行された。入院翌日より一般室に移室して経過観察していたところ，病棟内の他患につきまとい，

殴られたり，また別の患者に，ボタンをかけてくれとか，ジュースをよこせとか要求し，断られると殴るなどのトラブルが目立ち，保護室への収容や，ハロペリドール(5)2A・ビペリデン(5)1Aの筋注が必要とされた。入院10日目には，骨折部の腫脹もひき，ギブス固定を施行した。衝動的行為が頻回であり，今後長期に入院加療が必要と考えられること，また事例化以前から，主治医のいるⅠ病院に入院予約があったことなどのため，ギブス固定終了の翌日Ⅰ病院へ転院となった。

【看護上の配慮】幻覚出現時に急に不穏となり，衝動的な暴力行為が出現するため，保護室使用，抗精神病薬の筋注など早目に対応する必要があった。

【要約と問題点】幻覚出現時に急に不穏となり，病的体験に基づき衝動的暴力行為および救急事例化したケース。受診前に右手に骨折を受傷していたため，整形外科へのコンサルテーションが必要とされるとともに，他患に対する衝動的行動に保護室使用を含む配慮がなされた。

───── ひとくちメモ *12*

骨折こぼれ話

　一口に骨折といってもいろいろである。10年以上前には，飛び降りがまだ珍しく，踵骨の複雑骨折のため動けない患者を，貴重な症例だといって離さない整形外科医もいたが，この頃はない。

　むしろ，同様に減少したとはいえ，時折みられるのが，興奮時に警察官に取り押さえられて生じる骨折である。肋骨のヒビも多いが手足の指のそれも稀ではない。興奮の激しいケースでは全身の精査が必須であるし，そうした痛みには比較的協力的なもので，よい治療関係が得られる手掛かりともなる。怪我の巧妙，といえば不謹慎なのだけれども……笑えぬ事実ではある。

症例44　骨　折

〈男　32歳　　同伴者：救急隊員，他院職員〉

【受診理由】ビルの屋上で震えているところを発見され，救急隊によってN総合病院に入院したが，四肢振戦強く，会話不能で，夜間不穏のため対応困難となり，精神科救急受診となった．

【状態と暫定診断】脂ぎった顔貌，対応は温和．「一昨日はずっと追われていた．友人の声でもう追詰めたぞとか，てめえ殺すぞと聞こえて来た．知らないうちに怪我していた」「アルコールは好きでいつも飲んでいた．2年前にも神経科に入院したことがある」と答える．両踵部に腫脹あり．アルコール精神病，両踵骨骨折疑いと診断した．他院入院中より郷里の家族と連絡が取れており，電話による入院同意が得られたため，父親の同意による医療保護入院とした．ハロペリドール(5)1A，フルニトラゼパム(2)1Aを各々生理食塩水とともに静注し入眠状態で入院した．

【入院後の経過】両踵部に内出血，腫脹，熱感あり緊急にX-Pを撮影し，整形外科を受診した．両踵骨骨折と診断され，患部をシーネ固定し，クーリングを開始した．体温38.6℃で抗生剤を投与し，持続点滴1日量2,000 mlに各種ビタミン剤と1日量ハロペリドール(5)1Aと不眠時にのみフルニトラゼパム(2)1Aを混注して3日目まで経過を観察した．その後バイタルサインが安定化したため，5日目までビタミン剤入りの点滴（1日量500 ml）のみを続けた．入院5日目までは失見当識があり，バルーンを引抜いたり，点滴を自己抜去し血だらけになったり，「近くの○○へ荷物を取りに行く」「これから仕事へ行く」などまとまらぬ言動がみられた．経口薬としては，ハロペリドール15〜18 mg，ジアゼパム6〜15 mgを主として使用した．その後，本人によれば，小学校6年の頃初飲，中学生頃より連日飲酒，時には1升以上も飲む大酒家．18歳で上京後，高田馬場や山谷近辺で日雇い労働者として生活．2年前に断酒したところ振戦せん妄となり精神科入院したが，約20日で離院した．事例化の前日に，飲酒すると嘔吐してしまうために断酒状態となったところ，次第に「もう追詰めたぞ」などの声がしたり，友人に追わ

れる感じがし，それから逃げるためにビルの3階から飛び降りた。死ぬ気はなかった，ただ声から逃げたかったという。両踵骨骨折の方はギブス固定し保存的に治療された。整形外科的治療の終了とともに外出中に無断離院した。

【鑑別診断】幻覚妄想状態から飛び降り骨折したケースであり，精神分裂病との鑑別が問題になるが，これまでの生活歴，また入院中の経過よりアルコール精神病と診断される。

【処遇上の問題】本人に断酒治療への参加の意志はまったく見られず，離院も計画的なものであり，自殺のおそれもないため，これ以上の強制的な精神科入院治療の必要はないと判断し退院とした。断酒の意志があればアルコール・リハビリテーションのプログラムにのせるべきケースであった。

【ソーシャルワーク上の問題】このようなケースは同じようなエピソードを繰り返しつつ，加齢とともにパワーダウンして最後には長期入院になるという経路をたどりがちで，その場合，救急入院は単なる一通過点になってしまうことが多い。アルコール・リハビリテーション・プログラムにうまくのれるかは疑問だが，32歳という年齢を考えると家族に強い働きかけをし，本人が立直る環境作りを少しでもすべきであったと思われる。

【要約と問題点】長年にわたり路上生活と連続飲酒を続け，身体状態の悪化とともに断酒状態となり，アルコール離脱による振戦せん妄におちいり，幻覚妄想状態から自傷行為（飛び降り）を引き起こし保護されたケース。精神症状は点滴，抗精神病薬の投与により軽快したが，本人にアルコール依存についての病識は皆無であり，整形外科的治療の終了とともに，無断離院により治療中断となった。

症例45　全身衰弱（意識障害？）

〈男　65歳　同伴者：救急隊員，福祉事務所職員〉

【受診理由】K福祉事務所前で行倒れ状態で発見され，119番通報によりS病院（総合病院）に搬送されたが，入院を断わられたため精神科救急を受診した。

【状態と暫定診断】うつろな表情で，着衣は不潔，異臭を放つ。談話は呂律不良で，まとまらず，問いかけにも応答できない。採血，点滴などの処置を行うと，強く抵抗を示し，手あたり次第につかみかかる有様で，意識障害が疑われた。神経学的検査やCT検査では特別の異常所見はみられなかった。しかし血糖値が24 mg/dlと低値。5％ブドウ糖液500 mlの点滴を施行し，身元がまったく不明のため応急入院とした。入院時の診断は低血糖による意識障害。

【入院後の経過】ブドウ糖補液によって次第に意識レベルは回復し，入院後約2時間で，氏名，住所，家族の連絡先などを答えられるようになった。家族とも連絡がとれ，兄が来院，兄の同意による医療保護入院に切り替えた。兄によると，元来大酒家でこれまで2回アルコール依存症で精神科に入院治療を受けていた。兄宅の隣で単身生活をしていたが，今回事例化の前日に飲酒し行方不明になっていたことが判明した。四肢の冷感や下腹部痛を強く訴え，また採血の結果，WBC 16,200，アミラーゼ564と高値を示したため急性腹症の可能性を考え，外科にコンサルテーションした。膵炎の疑いはあるが，緊急手術の適応はなしとのことで禁食，身体抑制し持続点滴1日量2,000 ml（点滴内に急性膵炎の治療のためメシル酸ガベキセートとアルコール精神病の治療のため各種ビタミン剤を混入）で経過をみることにした。入院3日目の夜間に点滴を自己抜去，意味不明の言動，失見当識などのせん妄症状がみられたため，点滴内にハロペリドール1日量10 mgを混入した。入院時より咳，異臭ある喀痰が目立ち，既往に結核の治療歴を認めたので，内科的な精査加療のため内科病棟へ転棟となった。その後はやや多幸的で，了解の悪いところが目立ったものの特に問題行動は見られず，また膵炎も保存的治療にて軽快し，結核も活動性はないとのことで退院となった。

【退院後の処遇】自宅へ退院。アルコール依存症についての治療は以前入院した病院への通院を勧めた。

【鑑別診断】アルコール依存症の患者が低血糖状態により意識障害を呈したものであり，意識障害を呈するすべての疾患が鑑別診断としては必要となる。アルコール多飲者では糖尿病の併発がしばしばみられるが低血糖がみられることもあるので注意を要する。

【処遇上の問題】本来はまず救命救急の対象とされるべきケースであったが，治療－入院を断わられ精神科救急となったものである。

【要約と問題点】アルコール依存症の患者がアルコールを多飲し徘徊しているうちに，低血糖状態になり，意識障害を呈し行倒れ状態になった。急性膵炎を合併しており，また結核の既往もあり外科，内科へのコンサルテーションが必要とされ，治療は身体的治療が主体であった。アルコール依存症の患者が精神科救急事例となる場合には，その背後に大なり小なりこうした身体疾患が存在していることが多く，一般科とのコンサルテーションが重要となる。

ひとくちメモ 13

ICUの現場から

総合病院の救命救急からは実にいろいろの依頼がある。「よくわからない変な人が面会にきている。なんとかしてくれないか？」などというのは論外だが，「自殺企図をするような人はすべて精神障害」ときめつけるドクターも少なくない。なかには「精神科なんというのがあるから（自殺企図をするような人が）いるんだ」とのたまう御仁だっていらっしゃるのが現実。

ともかく，何でも，とまではいかないまでも，依頼されればICUの現場に行かなければならない。そこで冷静でなければならないのは，「何処に」，「誰から」，「如何なる」ニーズがあって依頼がなされたのかを見極めることである。本人はまだ問診ができないことが多いので，とりわけ，突発的な事態に戸惑っている家族との接触には十分の配慮が必要である。

症例46　悪性症候群

〈男　20歳　同伴者：警察官〉

【受診理由】コンビニエンスストアの店内で店員にからみ，ついには暴行を働こうとするため110番通報され警察に保護され，精神科救急受診となった。

【状態と暫定診断】ビニールシートにて全身抑制されて来院。全身発汗著明で，大声をあげ興奮状態。「お前らみんな警察だろう」と激しく抵抗し，バイタルサインの測定さえさせない。本人の所持していた学生証から新聞奨学生として新聞販売店に住込み中であることが判明し連絡をとろうとするがとれず，家人との連絡もつかない。激しい精神運動興奮状態にあり，ジアゼパム(10) 5Aを静注して入眠させ，ハロペリドール(5) 2A・レボメプロマジン(25) 1A・ビペリデン(5) 1Aを筋注し，応急入院とした。診断は急性精神病（精神分裂病の疑い）。

【入院後の経過】入院後も興奮状態が続き，自分の名前も△△と主張する。談話は支離滅裂であり，独語も活発。拒薬のため向精神薬の筋注で対応した。郷里の家人と連絡がとれ入院の同意を得て，医療保護入院へ切り替えた。上京してきた母親，入院前に通っていた教会関係者，職場関係者の話によると，高校中退後新聞奨学生の道を選び，17歳で単身上京し住込みで働き，現在はN大学の通信過程に在籍している。事例化の4日前に急に落ち着かなくなり仕事を休みたいと申し出，事例化の前日には教会の神父宅へ夜間現われ，宿泊したものの大声で怒鳴ったり，「殺される」などの発言があったという。入院3日目より38℃台の発熱があり，補液（1日2,000 ml），抗生剤の点滴を開始，その際不穏状態となるためハロペリドール1日量40 mgを混入した。4日目の採血でCPK 7,000と高値であり発熱も続くため内科にコンサルテーションし，悪性症候群疑いにて当院内科へ転棟となる。持続点滴（抗生剤，クロルプロマジン200 mg混入を含む）とクーリングにて8日目には解熱し，内科病棟より帰棟した。精神症状は活発で，幻聴，被害迫害妄想があり，独語も著明，時に病的体験から職員などに対して暴力行為も見られる。こうした状態がハロペリドール36 mg＋レボメプロマジン350 mgの内

服投与にても不変のため身体症状の改善を待ち，両親の同意を得て電気ショック療法を計8回施行。その後は思路弛緩は残るものの幻聴などの病的体験はほぼ消失，今後の療養のため郷里に帰ることとなり入院5週目に退院した。

【処遇上の問題】 入院後38℃台の発熱と，高CPK血症など身体的な所見があり悪性症候群が疑われ内科へのコンサルテーションが必要となった。全身状態の改善が精神症状の改善に優先した症例。

【看護上の配慮】 活発な精神症状とそれに基づく興奮，暴力に対し保護室の使用，抗精神病薬の筋注，複数の看護者による対応が必要とされた。また身体状態について十分な観察と身体治療に際して身体抑制などが必要とされた。

【ソーシャルワーク上の問題】 今後相当期間にわたる療養，リハビリテーションが必要であり，東京での単身生活には問題が多い。両親の協力が得られやすい郷里で継続的治療を受けることが必要であることを説明し郷里の精神科への転院の援助を行った。

【要約と問題点】 入院時に著しい精神運動興奮状態を呈し，治療中発熱，高CPK血症が出現し悪性症候群が疑われ内科へのコンサルテーションが必要とされた。精神科救急事例では，入院前後の精神運動興奮などによる身体疲弊のためもあり全身状態に問題のあるケースも多い。また比較的多量の抗精神病薬の投与が必要とされるため，高熱が出現した場合，悪性症候群との鑑別はきわめて重要となる。

VI. 社会・文化的問題

| 症例 47 | 外国人（発展途上国のケース） |

〈女　30歳　タイ人　　同伴者：警察官〉

【受診理由】喫茶店で四肢をバタバタさせているとのことで，内科病院に入院。体温 38.3℃，WBC 20,700 であったが，点滴と抗生剤投与により改善，脱水と診断され 2 日して退院。福祉事務所職員が外国人女性を援助する民間援助団体に送っていく途中，走行中の車に飛び込もうとするなどの異常行動を呈して，警察に保護され精神科救急を受診した。

【状態と暫定診断】扶養義務者は不明で，自傷行為もあるため緊急鑑定にて診察を開始。緊張した表情で，問診中まぶたをしきりと動かす。自分の名前以外発語なく，質問に対して首を左右にふるのみ。これまでの生活歴などはまったく不明。亜昏迷状態，急性精神病の診断にて緊急措置入院となった。ジアゼパム(10)A を静注し入眠状態で入院した。

【入院後の経過】入院翌日，措置診察にて措置入院となった。身体硬直強く，カタレプシーもみられた。経口摂取も不良のため点滴開始。入院 2 日目も昏迷状態で腱反射亢進，足膝クロヌス，項部硬直などを認めたため，頭部 CT，眼底所見には粗大な異常は見られなかったものの，髄膜炎を疑い，抗生剤，グリセオールの点滴を施行した。入院 4 日目に施行した髄液穿刺の結果は正常範囲内。点滴持続して経過を観察していたところ，入院 7 日目頃より筋硬直は軽減し，異常反射も見られなくなった。行動途絶が見られるため，ハロペリドール 6 mg より治療開始，最高 12 mg まで増量した。動作はスムーズになるが表情硬く，自発語もほとんど見られず，タイ語で話しかけても疎通

がとれない。入院2週間目頃より挨拶程度の発語が見られるようになったものの，表情の硬さは不変で，無為，自閉が目立ち，行動のまとまりにかけていた。次第に軽快傾向を示し，入院1ヵ月目に入国管理事務所職員（タイ語のできる人）が面接に来た際には談話もスムーズとなり，帰国の意志を明らかにしたため，民間の援助団体の協力にて近日中に帰国の方針で退院となった。

【鑑別診断】入院時は神経学的所見を認め，髄膜炎が疑われたが，髄液所見さらにはその後の経過より，精神分裂病緊張型と考えられた。生活歴，日本での生活状況などが不明であるが，経過より反応性の疾患の可能性も否定できない。

【処遇上の問題】本人のこれまでの生活を知る人がまったくいなかったケースで，診断やソーシャルワーク上，多くの困難を要したケース。外国人の場合，たとえ元来は日本語がかなりできる人でも，入院直後の急性期には母国語以外での言語的コミュニケーションをとることはきわめて難しく，服薬や入院告知など治療上最低限必要な事項の説明にも困難が生じる。また本例のように母国語しかできない場合，精神症状軽快後も精神科的な問診が十分行えず，表出症状から病状を把握しなくてはならないこともしばしばある。

【看護上の配慮】本人の不安をとり少しでも言語的疎通が図れるようにタイ語会話集を使用したり，服薬などについては身振り手振りを交えたりするなどの配慮がなされた。

【ソーシャルワーク上の問題】資格外滞在の外国人の場合，日本の公的制度が利用できない，また発展途上国の場合，大使館も十分な対応ができない。本例のような発展途上国出身で資格外滞在のケースでは病院のスタッフがコーディネーターになって日用品費，医療費，帰国費用，通訳の確保をし諸手続きを代行しなくてはならない。雇用主，知人，友人，大使館，入管，民間団体などケースに応じてさまざまな社会資源を組合わせ，問題解決をする必要がある。

【要約と問題点】入院時に昏迷状態，神経学的異常所見を呈し，髄膜炎を疑われた精神分裂病緊張型の外国人女性。本人の生活状況を知る人がなく，言語的障壁もあり診断確定，退院後の処遇などソーシャルワーク上の問題に多くの困難を要した。

症例 48　外国人（先進国のケース）

〈女　29歳　アメリカ人　　同伴者：警察官，友人（日本人）〉

【受診理由】友人宅にて就寝中の友人に殴りかかり，眼をえぐりだそうとしたり，かみ付いたりしたため，110番通報にて警察官に保護され精神科救急受診となった。

【状態と暫定診断】不安気な表情で英語による問いかけにも無言でじっと見つめるばかり。米国にいる両親に連絡がつかず，緊急鑑定となった。拒絶的で身体診察にも抵抗する。同伴してきた友人によると，2年前に来日し英会話学校の教師をしていた。昨日友人宅を訪問し，「この1～2週間，自分が自分でなくなった感じがして怖い。自分が何をしだすかわからない。自分がヒットラーになった気がする。メッセージがどこからかきている」などと話していた。また1週間前に自宅のマンションのエレベーターで日本人男性に暴行を受けそうになって不安だったとも訴えていたという。急性精神病（反応性精神病疑い）の昏迷状態と診断した。ジアゼパム(10)3Aを静注し，ハロペリドール(5)1A・レボメプロマジン(25)1A・プロメタジン(25)1Aを筋注し入眠状態で入院。

【入院後の経過】入院後も茫乎とした表情でまったく無言，無反応で，食事も薬も受けつけない。翌日アメリカより父親（整形外科医）が来日したためもあって，本診察では措置不要とされ，父親同意の医療保護入院とした。しかし父親は「ここでは言葉も通じないし，今すぐ連れて帰りたい」という。本人の病状がある程度改善してから帰国するよう勧めても受入れない。本人は拒絶的で，拒食，拒薬が続きその都度経管栄養，筋注などが使用された（最大投与量は1日，ハロペリドール20 mg＋ビペリデン10 mg）。英語によっても，また来日した父親が語りかけてもまったく疎通性不良で，精神症状によるものと考えられた。いまだ亜昏迷状態であったが，父親の強い希望にて，入院7日目で父親同伴で退院し帰国となった。

【鑑別診断】比較的急速な発症，入院中の疎通の悪さ（言語的障壁を考えにいれても），状態像から精神分裂病緊張型と考えられた。しかし外傷体験を思わせるようなエピソード（ただし事実かははっきりしない）があること，またいまだ急性期を脱しないうちに退院となったこともあり反応性の疾患の可能性を否定できない。

【退院後の経過】アメリカへ帰国し，同地で治療を継続。英文紹介状をわたす。

【処遇上の問題】父親が異文化環境での精神科医療に対して不信感を抱いていたため急性期の治療の途中で帰国となった。

【ソーシャルワーク上の問題】先進国のケースでは本例のように家族が迎えに来たり大使館などの協力が得られやすく，医療費も家族が支払可能であることが多い。日本人の場合でも救急入院時の家族の混乱・疲労は多大であるが，外国人の場合，生活習慣，文化の違い，言語の壁が加わるため一層困難な状態になる。診療についての誤解，くいちがいが生じないように丁寧な説明が必要であり，「患者の権利」に関しても十分な配慮が必要となる。場合によってはきちんと通訳を介して確認と同意をとることが必要なこともある。このケースの場合「病人」としての搭乗手続き（航空会社の書式に医師が必要事項を記入）をしたが，単独帰国の場合には普通に旅行可能であるという医師の証明が必要であり，ケースバイケースで適切な証明書，診断書を交付する必要がある。

【要約と問題点】急激に発症した精神分裂病緊張型と思われる症例。幻覚妄想に基づく友人への暴行で事例化した。入院時は昏迷状態で，拒絶，無言，無動，が主症状であり言語的疎通が困難であった。詳細不明であったが，発症の誘因に外傷体験をうかがわせるところがあるためか家族が日本での治療に対し非協力的で治療途中で退院，帰国となった。

症例49　浮浪者

〈男　38歳　同伴者：警察官〉

【受診理由】受診1ヵ月半前より他人であるS氏宅に押掛け、「この家は自分の家だ」と主張し、ベルを鳴らしたり、家宅内に侵入し、これまで数回、110番通報により警察官に保護されていた。同様のエピソードが繰り返されるため、S氏が警察に善処を要請し、精神科救急受診となった。

【状態と暫定診断】脂ぎった顔貌、ぼさぼさの長髪、垢だらけで爪はのび、不潔な身なりで、前歯は抜け落ちている。「自分は天皇の子供」と主張し、自ら「京極宮」と名乗る。住所を聞くと、港区内の住所を書くが、それは赤坂御所にあたる住所。身元、生活歴など問うても「言えません、勘弁して下さい」というのみで、まったく不明。思路弛緩著しく、時に空笑もみられた。身体所見、神経学的所見に異常は見られず、アルコール臭、注射痕、外傷なども見られなかった。以上より精神分裂病と診断した。受診の申し込みには自ら署名するが、入院の勧めには拒否的であり「困ります」と繰り返すのみであった。自傷他害のおそれはないため応急入院とした。ジアゼパム(10)3Aとフルニトラゼパム(2)1A・生理食塩水100mlを各々静注し、ハロペリドール(5)1A・ビペリデン(5)1Aを筋注し、半入眠状態で入院した。

【入院後の経過】ハロペリドール18mg＋クロルプロマジン37.5mgより治療開始、入院後も血統妄想は不変であり、身元をはじめ生活歴はまったく聴取できず、区長同意による医療保護入院へ切り替えた。血清学的検査にて梅毒感染の可能性が指摘され、進行麻痺の除外のため腰椎穿刺を施行したが、髄液所見は正常。抗精神病薬を増量、最大ハロペリドール36mg＋クロルプロマジン125mg＋ゾテピン250mgを使用するも副作用が出現するのみで妄想は不変であった。妄想に基づき関係のない人のところへ何度も手紙をだしたり、電話をかけたりして苦情がくる。また本人が家族の電話だというところに電話をかけると官内庁につながる有様であった。自分は天皇家の一族という血統妄想は内容自体に多少の変化はあるが基本的には不変であった。病棟内では他患との交流も見られず、臥床がちに過ごし、無為、自閉、感情鈍麻

が目立つ。問診の中で，精神科入院歴や，山谷などでの生活を伺わせるような言動が見られるが，結局本人の身元に関する情報は得られなかった。

【鑑別診断】入院時検査より進行麻痺の可能性が疑われたが，腰椎穿刺の結果より否定。強固な妄想，無為，自閉，感情鈍麻などより，精神分裂病妄想型の欠陥状態と診断された。

【退院後の経過】2ヵ月以上の治療にもかかわらず，基本的な病状に変化は見られず，病識も皆無であり，病棟内から他人の家へ何度も電話をかけるなどの問題行動が見られた。病棟内での生活振りからは陰性症状が強く，単身生活を送るには社会生活技能の低下が著しい。身寄りもない状態で退院させた場合，治療の中断，さらには入院前と同様の放浪生活に戻る可能性が極めて大きい。以上より今後長期にわたって入院治療を継続する必要があると判断され，ソーシャルワーカーの協力により他院精神科へ転院となった。

【ソーシャルワーク上の問題】このようなケースでは身元が判明しても家族の協力や有効な情報が得られるとは限らないが，その後の処遇上，身元についてはっきりしていた方がよい。同伴してきた警察官に受診時からすぐ身元探しをお願いする。また発見地の福祉事務所と連絡を取り生活保護受給のための手続きが必要となる。

【要約と問題点】強固な血統妄想に基づき家宅侵入をはじめとした迷惑行動を繰り返し，事例化した陳旧性の精神分裂病のケース。身元をはじめとした生活歴がまったく不明であり，治療に対する反応も不良であり，長期的な入院治療が必要とされた。

症例50　暴力団

〈男　28歳　　同伴者：暴力団員〉

【受診理由】暴力団に所属していたが，組の縄張のスナックで飲酒し酩酊状態となり，大暴れしたため組員が引取った．以前入院した病院に連絡したが入院を断わられ，警察官通報をすすめられたが警察の世話にはなれないとのことで精神科救急受診となった．

【状態と暫定診断】兄貴分など暴力団員5名に付き添われて来院．下着姿，ビニールシートで四肢抑制されている．坊主頭で眼光鋭く顔面は腫脹し，全身に内出血斑を多数認める．上腕部に刺青はあるが，注射痕は特に認めない．「自分の考えていることが他人に知られてしまっている」「お化けが来た．透明人間が入って来た」など考想伝播，体感幻覚，幻視などの病的体験が活発で，大声で叫ぶ．思考は支離滅裂であり，問診に対しても易怒的，易刺激的で，すぐすごみ，いわゆるやくざ言葉になる．20歳ごろ覚醒剤を6ヵ月程度使用したことがあるという．同伴して来た組の兄貴分（組長代行）によれば，四国の生まれで，中卒後暴力団に所属し，関西方面で各組を転々としていた．約1年前上京し現在の組に所属するようになった．今回事例化の3ヵ月前にも同様の状態で入院している．今回は事例化の4日前に他の組の縄張のスナックで飲酒して大暴れし，その後も夜間徘徊，多量飲酒があり，本日は組の縄張の店で暴れ，組の者が行ったが手に負えぬ有様で数人がかりでやっとのことで手足を縛り連れて来たという．覚醒剤精神病の精神運動興奮状態（飲酒によるフラッシュバック）と診断．扶養義務者との連絡がつかず，緊急診察となり，緊急措置入院となった．イソミタール0.5 mgを静注し，ハロペリドール(5) 2 A・レボメプロマジン(25) 1 A・プロメタジン(25) 1 Aを筋注し入眠状態で入院させた．

【入院後の経過】入院翌日，本診察にて措置入院となる．ハロペリドール27 mg＋レボメプロマジン150 mgより治療開始．入院後も易怒的，易刺激的で些細なことから大声をあげ，すごむ．病的体験も活発で「助けてくれ，透明人間が入って来て殺される」「へびが来て足をかまれた」「そこに人が隠れ

ていて，殺すといっている」など幻視，幻聴，被害迫害妄想などが活発であり，容易に精神運動興奮状態となる。そのため入院5日目より2名の精神保健指定医の診察によって電気ショック療法を計8回施行した。施行後，幻視，幻聴，被害迫害妄想などは消褪したが，些細なことからすごんだりという，いわゆるちんぴら風の応対はかわらなかった。暴力団の兄貴分と同席の面談で今後飲酒をしないことを誓わせ，措置解除とともに全経過30日で退院とした。

【鑑別診断】これまでの生活歴と今回の経過から，反社会性人格障害，覚醒剤精神病（飲酒によるフラッシュバック）と考えられる。

【退院後の経過】事例化以前から居候していた組の兄貴分のところに退院。当院に外来通院を指示，断酒のためシアナマイドの継続的服用をさせた。

【処遇上の問題】著しい精神運動興奮状態にあり，精神症状の鎮静までの対応に困難を要した。また鎮静後も元来の性格的偏倚に基づく問題行動（操作的行動）に対し病棟スタッフ間での統一的対応が必要となった。

【要約と問題点】暴力団を転々とし，また以前覚醒剤使用歴のある反社会性人格障害の現役暴力団員が，多量飲酒を契機として精神病状態（フラッシュバック現象）となり著しい精神運動興奮を呈し，暴力団の中でも対応困難となり事例化したケース。精神症状に対する対応の他に，精神症状鎮静後に現われる元来の性格上の偏倚に基づく問題行動に対しても対応上困難を要した。

症例51　暴力団

〈男　40歳　同伴者：兄，警察官〉

【受診理由】 ガソリンスタンドで給油中に自動車を急発進させ他の乗用車と衝突させ，その場を逃げ出し，路上徘徊している所を警察官に保護された。支離滅裂な言動がみられ，家族に連絡したところ精神科入院歴あり，現在通院しているK大学病院では診察を拒否され，精神科救急受診となった。

【状態と暫定診断】 右手にギブスをまき，背中に入れ墨。言動にまとまりなく，多弁，多動で落ち着かない。幻聴，被害妄想，誇大妄想をみとめる。兄によると，覚醒剤精神病で5回の入院歴あり，今回事例化の直前まで上記大学病院精神科通院中であった。覚醒剤精神病（フラッシュバック）と診断し，兄の同意による医療保護入院とした。ジアゼパム(10)5Aを静注し，ハロペリドール(5)2A・レボメプロマジン(25)2A・プロメタジン(25)1Aを筋注し入眠状態で入院となった。

【入院後の経過】 入院後は，情動易変性，多弁，迂遠でまわりくどい話し方，刺激性亢進，時間についての失見当識がみられた。兄はいわゆる「経済やくざ」で，本人はその手伝いとして手形の引き落としや借金の取り立てなどをしていた。入院1ヵ月前より，仕事がうまくいかず，兄の経営している会社が，ある刑事事件に関連して，本人も警察の取調べを受けたというストレスがあり，アルコール多飲，不眠がみられるようになったという。最大それぞれハロペリドール36 mg＋炭酸リチウム1,200 mg＋レボメプロマジン150 mg＋スルピリド1,000 mgを経口投与して，言動がまとまり，多弁さも目立たなくなった。また入院時の出来事について追想障害があり軽い意識障害の存在を伺わせた。治療者に対しては入院時より馬鹿丁寧で低姿勢な応対であったが，他患に対しては威嚇的，命令的な言動が目立ち，治療者の目の届かぬ所で他患を脅かしたり，子分のように使う傾向が目立ち，他患より苦情がでることが多く，それは精神症状消褪後も続いた。家族調整に時間がかかり74日で退院となった。

【鑑別診断】　入院時の精神運動興奮，幻覚妄想状態より精神分裂病との鑑別が問題となる。しかしながら病歴が明確であり，入院時軽い意識障害が存在したこと，妄想が体系化されておらず状況反応的であること，また精神症状消褪後に人格の低下を感じさせないこと，などから覚醒剤精神病（飲酒，ストレスによるフラッシュバック）と考えるのが妥当である。

【処遇上の問題】　精神症状消褪後もみられた治療者と他患との間での態度の使い分け，特に他患に対する威嚇，脅迫などの問題行動は病棟の治療環境に悪影響を及ぼした。逸脱行為には保護室使用などを含め，毅然たる態度をとり，他患とのトラブルに早期介入ができるよう十分な観察が必要とされた。

【退院後の処遇】　兄宅に退院，本人の希望もあり通院中であったK大学病院へ通院紹介。

【ソーシャルワーク上の問題】　入退院を繰り返していること，通院中の大学病院で，主治医が決まっておらず，精神症状悪化時にも相談に乗ってもらえず，事例化に際しても診察を拒否されたこと，などから退院に際して家族は拒否的であった。主治医をきちんと決めて定期的に外来通院すること，事例化した際には当院での対応も可能なことを説明し退院の同意を得た。暴力団関係者の場合，本例のように暴力団ということだけで，必要なサービスを受けられないこともあり，本人も家族も必要以上に疎外感が強いことが多く，十分な配慮が必要である。また拒否的な家族に対しては保健所の保健婦や病院のソーシャルワーカーなどの協力により側面から家族をサポートする必要がある。

【要約と問題点】　覚醒剤精神病のため入院となった暴力団関係者の事例。精神症状消褪後に前面にでる人格上の問題と退院をめぐって困難が生じた例である。

症例 52　徘徊老人

〈女　72歳　同伴者：警察官〉

【受診理由】 路上で着衣を次々とガードレールにかけ，パンツ1枚の姿になっているところを通行人が発見し110番通報により警察官に保護された。住所も名前もわからない状態のため精神科救急受診となった。

【状態と暫定診断】 全身うす汚れ裸足。手指の爪は伸びて泥だらけ，入歯を紛失したらしく歯がない。応対はいたって温和で，やや多幸的である。氏名を問うと名字らしきものは語るが，名前については「ありますーなにもそれはー」としか答えられない。日時を聞いても「んなのーわかんないもんー誰にでもあることなんじゃないのー」という。神経学的所見を含め身体所見には特に粗大な異常は認めなかった。記銘力の障害が顕著であり，老年痴呆と診断。身元不明ではあるが，現段階ではいわゆる自傷他害のおそれはないため応急入院とした。フルニトラゼパム1mgを経口投与し独歩で入院した。

【入院後の経過】 入院翌日，氏名についてははっきり答えるものの，日時や季節など簡単な記銘力検査にも答えられず，施行中に涙ぐんでしまう（感情失禁）。「大阪に残してきた子供が心配」と語るが現住所など身元に関する情報は得られない。病棟内でもホールにでると自分の部屋が分からないなど場所的見当識の障害が著明であった。入院3日目に家族より捜索願いがでていたことが分かり，家人が来院。家人の話によると，1年前より物を置忘れたり，また物をしまった場所がわからなくなり，「なくなった」と騒ぐようになった。また喫煙する際にわざわざ紙でこよりを作り，一旦そこに火をつけてからタバコにつけるといった奇異な行動も見られるようになった。2ヵ月前に近医を受診し頭部CT上異常はないものの痴呆と診断されていた。日常の身の回りのことは自立しており近所であれば道に迷うこともなかったという。事例化の2日前に夫が病院を受診する際に，本人を一緒に連れて行ったところ夫の診察中に居なくなり捜索願いを出していたという。家人に伴われ同日退院となった。

【鑑別診断】これまでの病歴などより老年痴呆で問題ないと考えるが，他の脳器質性病変による見当識障害，記銘力障害との鑑別が必要と考える。

【退院後の経過】自宅に退院，これまで受診していた近医への受診を勧めた。

【処遇上の問題】身元判明までの一時預り的なケース。病棟内では見当識障害，記銘力障害以外の問題は見られなかった。

【看護上の配慮】見当識障害による他患とのトラブルを未然に防ぐため看護者の個別的接触をできるだけ行い安全保護につとめた。

【要約と問題点】老年痴呆の患者が外出時に家人とはぐれ，「迷子」となり徘徊しているところを発見され事例化したケース。身元の判明までの本人の身体の安全確保のための一時預り的な色彩の強いケースである。今後の高齢化社会の進展に伴い，このような老人のショートステイ的な入院も精神科救急の守備範囲となってくるものと思われる。

ひとくちメモ 14

アフター5の患者たち

　夜間休日救急をやっていると，しばしば午後5時ぴったりに来院するケースに出会うことがある。大方はかかりつけの病院で，午後の診療や入院を断わられ，5時からの救急システムを教えられて来た人たちで，必ずしも入院が必要でない場合が少なくない。

　いろいろの事情があるのであろうが，治療の一貫性，継続性を考慮するとあまり好ましい現象ではない。それでも，「翌日なら入院に応ずるので，今晩はとりあえず救急病院で診てもらいなさい」と指示されて来院する場合には，翌朝主治医のいる病院に移れることもある。ただし，紹介状を持ってくるケースはまずない。午後の忙しいときであれ，できれば診察してみて，紹介状ぐらい戴きたいと思うのはぜいたくであろうか？

症例53　エイズ恐怖

〈男　50歳　同伴者：妻〉

【受診理由】本人によれば，温泉旅行に出かけた際，外国人女性と遊んだ。その後エイズに感染したのではないかと心配していたところ，6週間後頃より，体のあちこちに筋肉痛様の痛みが出現。エイズによる症状ではないかと考えると恐ろしく，不安でほとんど眠れない状態が続くようになった。このため，旅行の約3ヵ月後に保健所で自ら希望してHIV検査を受けたが，判定までに2週間かかると言われ，その間不安や不眠が増強した。ある夜，妻と心中しようと考え，妻の首をロープで締めようとして気づかれ，未遂に終わった。心配した家族に勧められ，当科受診に至った。

【状態と暫定診断】受診時，エイズ恐怖，不安，不眠，抑うつ気分および希死念慮が認められた。

　上記の経過からは，エイズ恐怖，抑うつ状態を前景とした心因反応が疑われた。希死念慮が強く自殺企図もみられたため，休養を勧めたところ本人も了解するため，任意入院となった。

【入院後の経過】入院当初は，不眠およびエイズ恐怖の訴えが強いため，抗うつ薬（マプロチリン50mg），抗不安薬（エチゾラム1.5mg），少量の睡眠薬を投与した。入院数日後にHIV検査が陰性であることが判明し，その後次第に不安，不眠，抑うつ症状は改善傾向を示し，外泊時も自宅で穏やかに過ごした。このため，入院約1ヵ月後に退院となった。

【退院後の経過】退院後，特に精神症状が再燃することなく順調に経過している。

【要約と問題点】最近のHIV感染者の増加とともに，こうしたエイズパニックの症例がみられるようになってきた。検査結果が判明するまで時間を要するため，本症例のように，それまでの間に不安などの諸精神症状が増強する症例も多い。外来での向精神薬投与が奏効せず，希死念慮，自殺企図など切迫した状態がみられる時は，ソフトな救急医療として一時的に入院治療を検討していくことも必要と考えられる。

ひとくちメモ 15

「目」にはくれぐれも注意を！

　単科の精神病院で育った筆者は，少なくとも以前は，ことの外オーガニックな所見に敏感であった。まだ精神科医がアンギオやプノイモをやっていたし，もちろん眼底をみるのも日常的で，場合によってはマーゲンの造影までしたものである。

　ある土曜の夕方，母親に連れられて精神科救急を訪れた患者がいた。3日前に当院精神科に初診となっている。4年前にある皮膚科系難病で総合病院の皮膚科・眼科・内科・整形外科・脳神経外科・神経内科にかかったことがあった。当時合併症は否定されている。今回は精神科初診の1ヵ月ほど前から感冒ということで呼吸器内科で加療中次第に食思不振・動悸・頭痛が出現し，数日前に神経内科を紹介され受診したところ，数ヵ月前あった職場移動と最近の上司とのストレス状況を重視され，われわれに紹介されたのであった。当然神経学的所見は否定されていた。直接の受診理由は動悸と食思不振である。なるほど十分なストレス状況が確認され，症状もそれに伴って進展しているように思える。応答にも不自然なところはない。

　そうしてこの日の救急受診の際には，食思不振・嘔吐・やせ・頭重感・不眠が出現し，症状は一層多彩になったようにみえ，いずれにしても早晩精神科的に入院の必要があるようにはみえたので，2日後の平日に来院して主治医とよく相談をするよう勧めるにとどめた。まもなく，母親にもたれるようにして外来主治医を訪れ，反応性の退行状態の疑いで入院となった。筆者もそう思っていた。ところがである！　翌日朝の回診時，患者の訴えを聞いていた主治医が，瞳孔を覗き込んだ瞬間，左右差があるというではないか！

　こうして事態は一転したのである。急遽頭部CTとMRIが撮影され，「脳腫瘍で手術適応」とされて脳神経外科に転出となった。いかに「神経学的に異常なし」とされ，いかにももっともらしい心因が認められかつ患者や家族もそのことを悩んでいたにしろ，1週間も「心因反応」にしていた責めは重い。

　それ以来，再び筆者は必ずライトを携帯し，こまめに「目」を覗き込むことにしている。「目は心の窓」と言われたものだが，自分でみてこそいろいろのものが見えてくるのだと思うこの頃である。

VII. ソフトな精神科救急

1. 外来ケース

| 症例54 | 不　眠 |

〈女　67歳　　同伴者：夫〉

【受診理由】昨夜急に眠れなくなり，不眠とともに頭痛や胸部圧迫感が出現。このため近医の内科を緊急受診したところ，高血圧（200/102）が認められ降圧薬を処方された。帰宅後血圧は下がったものの，上記身体症状は改善せず一晩眠れず過ごした。翌日は休日であったが，不安のため精神科救急外来を受診した。

【状態と暫定診断】受診時，不眠の苦痛および不眠が出現以降の動悸，頭痛などの訴えがみられ，不安感が強い状態。

　患者は最近，高血圧治療を受けてきた長年の担当医を，住居の関係で変えたところであった。新しい担当医が一部処方を変更したが十分な説明をしてくれず，不安があったという。今回受診時，不眠，不安や動悸，頭痛の身体的訴え以外，抑うつ症状などはなく，またこれまで精神科的な既往歴は認められなかった。身体的には高血圧以外の疾病はなく，今回内科の緊急受診時も高血圧以外の所見は認められていない。これらの経過からは，反応性の不眠，不安状態が疑われた。また，内科での降圧剤変更による薬剤性の不眠が生じていないか確認することも必要と考えられた。

【治療上の問題】受診時，不眠などに対する不安が強かったため，少量の安定剤および睡眠剤を処方した．その後患者は以前の内科医のもとで再び治療を受けているが，精神科薬の内服後むしろ調子が良いと，その後当科へも通院を続けている．

【要約】身体の治療に対する不安を契機に，不眠や不安症状を呈し精神科救急外来を受診した症例である．症状は少量の安定剤などで治まる程度ではあったが，休日に起こった不安状態に救急外来で適時に対応することができた．

ひとくちメモ 15

ソフト Q^2 のすすめ

　最近，病院のデイケアにとってかわって，地域の作業所に通い，近くの無床のクリニークにかかっている人たちが増えている．そういう人たちにとっては，クリニークの休診日が不安でもあるようだ．「今日はクリニークが休みなので……」と午後から夕方になると電話の相談が入る．24時間365日休日なしのわれわれにとって，なんとかカバーしてあげたいのだが，なにしろハードなケースの対応に追われてしまう．

　グループホームの住人にとっても，一寸危機的な時がある．そうしたときに柔軟に対応できるシステムが非常に少ないのも事実である．都では総合精神保健福祉センターなどに一部相談や入所の体制を敷いているが，夜間休日となると困難である．それにしてもそうしたソフトな救急対応が望まれることである．

症例55　不　安（パニック）

〈女　29歳　　同伴者：母親〉

【受診理由】 救命救急担当の内科医より診察の依頼があった。動悸，胸部痛，四肢の冷汗，歩行障害を訴えるが，内科的には診察上も，心電図や血液検査などでも異常が認められず，精神科的問題が疑われたからである。

【状態と暫定診断】 質問に返答しながら泣き出すなど情動不安定で，動悸，過呼吸が認められ，「死ぬのではないか」という不安を訴えた。患者は，夫の女性問題で半年前に離婚したばかりで，しかも宗教活動で過労気味であったという。1週間ほど前から夕方に動悸と不安があり，一昨日から泊まりがけで宗教の集会に行ったものの，受診日の夕方から動悸，胸部苦悶感，不安感が現われ，さらに四肢の冷汗，歩行障害も出現したため，救急車を呼んで救命救急を受診したとのことだった。

　　不安感が強く，対応する身体所見のない動悸，胸部痛がみられた。四肢の冷汗，歩行困難などは，過呼吸による症状と考えられ，不安神経症と診断された。

【治療上の問題】 ジアゼパム(10)1Aの筋注を行い，検査上身体的な異常がなく死ぬ恐れはないことや，心の問題が不安発作に関係していることを十分に説明した。患者は，面接と安定剤とで苦痛が弱まったため，それが精神的なものであることを認めることができた。精神科外来の受診を勧め，アルプラゾラム(0.4)3T/日を処方して帰宅させた。

【要約】 不安神経症による不安発作の症例である。初診では身体的検査を十分にしたうえで面接と処置を行い，日中の外来へつなげる必要がある。

症例56　焦　燥

〈女　33歳　　同伴者：両親〉

【受診理由】受診前日から職場や自宅で気分不快，めまい及び吐き気が出現し，救急車で内科病院を受診し異常なしとされていた。その後，自宅で過ごしていたが，徐々にイライラが強く落ち着かなくなり，「発狂しそうだから診てほしい」と，自ら地域の精神病院に連絡したが診察してもらえず，当院を紹介され精神科救急受診となった。

【状態と暫定診断】礼節は保たれており，堅さや抑うつ感は認められなかった。しかし，困惑した様子で，「とにかくイライラする。頭の血管が切れそうだ」と訴えた。また，5年前に結婚したものの，数ヵ月前より別居中で離婚争議の最中であると語り，訴えは診察途中から両親とともに夫の非難に終始した。幻覚や妄想はなく，神経学的異常は認められなかった。離婚問題を契機とした不安神経症と診断された。

【鑑別診断】器質的問題は，他院での検査結果や受診時の状態像から否定された。

【治療上の問題】本人，家族とも受診のみを希望していたので診察医は，病状を説明し通常の精神科受診を勧めたうえで，ホリゾン(10)1Aの筋肉注射およびブロマゼパムを処方し救急診療を終了した。

【要約】本例は不安や困惑を主訴として，自らの希望で精神科救急受診となった。本人・家族とも入院治療ではなく救急外来診察のみを求めるケースは，われわれのようなハードな救急においても相当程度存在し，精神科救急に求められる幅の広さを示している。

症例 57　心気症状

〈女　32歳　同伴者：なし〉

【受診理由】10日前から動悸とめまいが生じ，近医を受診したがとくに異常なしと言われた。午後9時頃また動悸とめまいがし，心配になり救命救急を受診した。そこで採血，心電図などの検査を含めて診察を受けたが異常所見なく，精神科救急に診察依頼となった。

【状態と暫定診断】力のない声で体の不調を訴える。「動悸がする。めまいがする。どこか体が悪いのではないか」と同じ訴えを繰り返す。

　5年前から体調が悪く，しばしば病院に受診しているが，いつも異常はないと言われる。性格は「神経質で几帳面，ひとつのことをやりだしたら最後までやらないと気がすまないタイプ」であるという。

　心気-不安を主症状とする神経症と考えられた。また病前性格がメランコリー型に近く，抑うつ状態が隠れていることも考えられ，うつ病も考慮しておく必要があった。

【治療上の問題】採血，心電図，その他の身体所見に異常がないことを説明し，精神面から症状が起こっており，軽い安定剤の服用で改善する可能性があることも説明した。当院の精神科に通院し服薬治療を受けるように指示すると納得した。ブロマゼパム(2)3T/日の処方をし次回の外来に来るように話し，帰宅させた。

　その後，2週間に1回外来通院してくるようになった。2ヵ月後，一時症状は改善したがその後一進一退の状態が続いている。しかし数回の面接により次第に症状に対する洞察ができつつある。

【要約】もともと心気的であったが，急に不安感が生じ救急受診した神経症のケースである。幸い，定期的な外来通院につながった。

| 症例58 | 被害妄想 |

〈男 40歳　同伴者：なし〉

【受診理由】受診日の3日前から体の異常に気づいたという。「誰かの手で体に薬物を入れられた」と思い警察に訴えに行ったところ精神科救急を紹介され来院となった。

【状態と暫定診断】東北生まれ，大学入学時に上京し，会社に勤め，営業の仕事をしている。未婚。

　10年前精神科を受診し通院したことがある。身なりは整っており，表情，態度，話し方も落ち着いている。

　「体の中を薬物が循環している……誰かに薬物を入れられたにちがいないので調べてほしい……」と訴える。発熱，吐き気，頭痛などの症状はない。脈，血圧，神経学的所見にも異常はない。緊急採血を行ったが異常所見は見られなかった。

　診察した上で，薬物の入っている可能性は少ないことを説明しても，なかなか納得しない。後日，外来受診し再検査することとした。

　体感異常，被害関係妄想，病識欠如などから妄想型分裂病と考えられる。

【治療上の問題】このケースは外来に1度来院し，採血検査を希望した。その時にも異常所見はなく，診察医から精神的疲れからそのような気がすることもあり得ること，安定剤の服用で改善する場合もあることを説明し服薬をすすめた。しかしそれには納得せず，治療にはのらなかった。

【要約】「体の中に薬物が入っている」と自ら検査を希望して来院した精神分裂病者である。体感異常の症状を身体所見に沿って説明しても納得せず治療にのせることはできなかった。

症例59　けいれん（リエゾン）

〈男　55歳　　同伴者：妻，救急隊員〉

【受診理由】全身けいれんと意識障害のためある日の夕方救命救急受診となり脳外科に入院，てんかんか一過性脳虚血発作の疑いでアンギオ予定であったが，翌日行動不穏のため精神科にコンサルテーションがなされた。

【状態と暫定診断】ある大手企業の管理職。3年前脳出血で20日間入院を要したが後遺症はなかった。2ヵ月前に会社ではじめて全身けいれんがみられている。すでに脳外科で肝機能障害が指摘され，妻によるとこの数年飲酒量が増えていたという。本人は問診にのれる状態ではないが，幻視・幻聴があるようで，しかも虫取り動作も認められ，もうろう状態ではなくアルコール離脱せん妄と診断して妻の同意により，精神科へ転入院とした。

【治療とソーシャルワーク上の問題】2日間はビタミン剤の持続点滴（2,000 ml/日）にハロペリドール10 mg/日を混入して鎮静化し，さらに数日間補液を続け安眠をはかりながら，12日で退院した。その間酒害について説明して外泊時に近くの断酒会やAAを紹介し，家族にも酒害教室への参加を促したが，患者には十分な動機づけのできないまま地域医療機関に通院となった。

【看護上の配慮】転入時なおけいれんとせん妄による事故や意識障害時による誤嚥や窒息などの危険性があり，全身抑制と持続点滴下による全身管理が必要であった。さらに転入時すでに右上肺野の肺炎を併発していたが，鎮静化していたため痰の喀出能力が弱く，抗生剤投与とともに清潔を心がけ，喀痰吸引，体位変換などに慎重な観察がなされた。

【要約】けいれんが先行して出現し，脳器質疾患も疑われたが，翌日にはせん妄状態となりアルコール離脱症状が確認された。意識障害が持続すると本例のように肺炎などの身体合併症を伴うこともあり，衰弱の著しい離脱期には十分な観察と介護が急務である。

症例60　幻覚妄想状態（急性覚醒剤中毒）

〈女　15歳　　同伴者：母親〉

【受診理由】小児喘息でかかりつけの病院を訪れたところ，「友人が逮捕されたから警察に行く……テレビでわかる」「カメラで見張られている」「人の顔が見える」などというため夜半に紹介され受診となった。

【状態と暫定診断】両肘皮静脈に真新しい注射痕があり，前腕にタバコの火傷痕が認められる。母親には強い口調であるが，問診には年齢相応のはにかみもみられ素直な応対である。本人によれば，中学2年の時にシンナーを相当吸った時「ほとんど意識がなくなり，ポケベルの音とかピチピチという声が聴こえた」ことがあった。今回のことについては，「家を出たことは覚えているが，ここ2〜3日ほとんど覚えがない……友達によれば覚醒剤を打たれたらしい。血管が破裂しそうでシンナーの時とは比べものにならないほどひどかった。親もおかしいけど，まわりもなんとなくおかしい」「（逮捕されていない友人の件についても）エッ，ウッソー，おかしいな」と述べ，軽い意識変容と幻覚妄想状態の存在が伺われた

【治療上の問題】バイタル・チェックで問題はない。ハロペリドール(5)1A・ビペリデン(5)1Aを混筋注して，内服用にハロペリドール，ジアゼパム，ビペリデンを少量処方した。

　　前年両親が離婚している。それ以前から両親間のあつれきが相当あったものと思われるが，本人は中学時代からの非行や家出はそうしたことと関係ないという。1人っ子。高校受験に失敗し無職。母親は型通りの心配はしているが子供に対する共感性に乏しく，水商売で異性関係もあるようである。本人が傷害・窃盗（自転車）で裁判中でもあり今後の治療に困難を感じさせられたが，覚醒剤の影響について説明し，必要を感じたらいつでも相談にのるので1人で来院するよう指導した。

症例61　過呼吸症候群

〈女　18歳　　同伴者：なし〉

【受診理由】短大入学のため1ヵ月前に東北地方から出てきて寮生活を送っていたところ，居場所のなさと呼吸困難や動悸を訴え，教師の紹介で当院医療相談室を訪れ面接中，過呼吸発作を起こして救急受診となった。

【状態と暫定診断】礼容は整いゆっくりだが話しもまとまっているが，内容は浅薄で幼い印象である。入寮してまもなく，なんとなく同部屋の仲間の話題に溶け込めず，自分の居場所のなさを感じているうちに，高校時代に異性問題で悩んでいた時に起こった過呼吸発作が生ずるようになったという。今日は心理相談にのってもらっているうちに2～3時間経過し，夜になって寮に帰らなければというところで発作が出現している。

【治療上の問題】当日は問診後ジアゼパム(5)1Aを筋注して少量のマイナーを処方し，丁度出張で近くに来ていた父親を同伴して，今後のことを相談すべく通常外来を再受診するよう指導された。

　翌日父親と受診になった際には，過呼吸発作がどうして起こるのかを簡単に説明し，すでに知っていた治療法を確認するにとどめ，現実のストレスになっている寮生活に具体的にどう対処するかを重視した。それは膠着化している現在の対人関係や過去の異性関係などを取り上げ，性急に内省化を促しても，現実の問題の解決にはならず，逆に困惑を深め退行を促進してしまう危険が考えられたからであった。結局父親の協力を得て，アパート住まいを試みるかどうかが話題となり，一方で同好会に入部したりして交友の幅をひろげていくことや，場合によっては気楽に一時帰郷することなどが確認された。今後の通院については，教師の紹介ではなく，自分で必要を感じたら来院することとし，無事経過している。

2. その他の社会的問題

| 症例 62 | 単身者の休息入院 |

〈女　51歳　同伴者：なし〉

【受診理由】長期外来通院の分裂病者。午前中はお手伝いさんをし，夕方にはビル清掃に従事して数年以上たつ女性であるが，最近かわった清掃のパートナーとのあつれきに悩んでいたところ，夜半になって「疲れて動けない，眠れないし，食欲もない」と，単身一時入院を希望して来院した。

【受診時の状態】いかにも疲労・困憊し，やや困惑した表情であるが疎通性はとれ，被害感などはないものの，夜半のためか，かかりつけの病院に受け入れて貰えずパニックに近い状態である。任意入院とし休息をとり，自分で自信がついたら退院することを確認して入院。

【治療上の問題】夜間良眠だけを心がけ，日中は自由にのんびりできるよう配慮した。1週間で退院。眠剤の調整以外薬物は変更していない。

【ソーシャルワーク上の問題】あくまでも一時的休息入院であり，長期にわたってそれなりの生活パターンが確立しているケースであったので，治療者側から積極的に精神療法的に関与することは避け，本人からの相談にのるようにした。就労場所には精神障害を知らせていないのと福祉との関係もなく，近くに同胞がいるものの心的距離は遠いため，そうした地域のネットワークを活用することはできなかったが，短期間の休養だけで復帰できている。

【要約】長期間安定し就労して，しかも地域の機関や家族と孤立して生活している慢性分裂病は都会では珍しくない。今後病床のないクリニックの増加に伴い，休息入院が必要なケースは確実に増える。就労まで至らずとも共同作業所やグループホームなどに通所や入所しているケースの緊急事態に対応できるような，ソフトな救急入院体制が早急に必要であろう。

| 症例63 | 児童の救急事例 |

〈女　11歳　　同伴者：両親，伯父〉

【受診理由】ある学校週休の土曜，両親が仕事のため，伯父宅に預けられていたという。昼頃に頭痛を訴えていたが夕食後には「どうして（自分は）ここにいるの？」と深刻な表情で尋ね，しきりに病院に連れていくように頼むため，伯父に連れられ夜間救急を受診することになった。

【受診時の状態】くったくない表情で職場から駆けつけた母親に甘えるようにもたれかかり，「急に不安になった」と述べる。1ヵ月ほど前にも同様のことがあり，翌日にはケロリとしていたという。

　　両親とも連絡を受け来院したが，父親は酒臭著しく子供の年齢・学年も正確に返答できない。共稼ぎのため0歳保育で小学入学後は伯父宅に預けられることが多く，土曜夜はそれが日常化していたという。

【診断と治療上の問題】一般的な用語に翻訳すると，急性の離人-疎隔体験とでもいうのであろうが，この年代では一種の不安・困惑発作ともいうべきサインでありアラームなのであろう。母親が急遽来院することによってその緊急事態はひとまず回避された。こうした症状は軽度の乖離反応とも言えるし，頭痛も含めて考慮すれば急激で比較的単純な症状からヒステリー性とも言えるであろう。問題は，同様の症状がすでに発現していたことであり，しかもそれは学校週休2日制が発足して間もない時であり，今回再発したという事実である。学校は休みでも，両親は共稼ぎのため不在で，かえって親戚の伯父宅で過ごさなければならない時間が増えたという事態を理解するには，小学校5年の少女にとって荷が重すぎ，しかもまったくそのことを意識できなかった大人側の問題は大きい。外来で両親にそのことが説明された。

　　弱者の病理をみるときに，彼らと同じ高さにたつことが何よりも肝心であることを証左する好例といえる。

症例 64　痴呆？

〈男　81歳　　同伴者：妻，警察官〉

【受診理由】長いこと老妻と2人暮らし。3ヵ月ほど前から時折「勘違い」でもしたかのようなチグハグな言動や応答がみられていたが，次第に食思不振が増強して某病院を受診したところ腹部疾患の疑いで3週間入院となった。入院中は比較的静穏であったが，次第に妻に強く当たるようになり，退院後はさらに易怒的で暴力的になった。ある夕方，特に原因もなく急に妻に対して殴りかかり，刃物まで振るうため受診となった。

【受診時の状態】小柄でやせているが，警察官6～7人に抑制されていて，興奮のすさまじさが感じ取れる。激しく言葉にならない怒声を発するのみで，本人からはまったく事情聴取不能の状態。妻によっても，上記以外に情報はないが，嫉妬妄想や幻覚は明確ではない。

【診断上の問題】特定できるほどまとまった症状はみられないが，生活全般でかいま見られるチグハグな言動などのため当初痴呆が疑われたものの，発症の急激さや意識障害を思わせる病像により，不眠による身体症状と，そのため入院生活を余儀なくされ一層不眠が昂じて，老人性のせん妄から興奮状態を呈したものと診断された。入院2週間で痴呆を残さず退院した。

【治療上の問題】老人では症状発現に関して閾値や耐性の意味で，容易に多様で激しい病像が突発することが多い。環境の変化や日常生活の乱れ，身体の変化など詳細に聴取し，治療がなされなければならない。薬物に対する閾値の困難さにも十分留意が必要であるのはよく知られている。本例では時間をかけてフルニトラゼパム(2) 1 A＋生理食塩水 100 ml を点滴して安静をはかり少量の脳循環・代謝剤を用いた。

【要約】老人だけの夫婦の一方に身体的障害が発生し，しかも慣れない入院生活を強いられた時にはしばしばこうした症状がみられるのも現代的情況であろうか。

症例65　独居の痴呆老人

〈男　72歳　　同伴者：親類，福祉事務所職員〉

【受診理由】時折「誰か来る」と外へ飛び出しては半裸のまま徘徊したり，「泥棒に通帳を取られた」と言い，部屋は尿や糞でとても人の住む状況ではないと，親戚の者が医療問題で福祉事務所を訪れ，嘱託医の同伴訪問の結果受診となった。

【受診時の状態】全身の皮膚に垢が層をなして膠着し，一部は剝れて真皮が露出している。元植木職人であるが5年前に妻を亡くしてから1人暮らしで，とりわけこの2年は電気・ガス・水道がとめられたままで，糞尿のため腐った畳に亡妻の遺影を飾ってある。軽い難聴はあるが会話はつながらない。40歳になる一人息子は行方不明。幻覚・妄想ははっきりしない。奇行はありながらも，老齢年金と軍人恩給があり，古くからの住民なので地域に支えられて生活してきたものと思われたが，著しい栄養失調があり，経過から老年痴呆が疑われて区長同意による医療保護入院となった。

【診断上の問題】せん妄と思われた妄想様の言動は1週間ほどで消失し，疎通性も増して軽い痴呆が明確となる一方で職人気質的な頑固さもみられた。経過からも精神分裂病は否定された。

【ソーシャルワーク上の問題】当初，40歳近くになる男子がいながら，行方不明でどうもいまだに無職であるようだとの情報から，種々の予測がなされ，退院後は親戚の介護とヘルパー訪問という計画がたてられた。しかしまもなく息子の所在が判明し，福祉事務所間と病院ワーカーとの連係で理解が得られ，隣区在住の息子宅に引き取られることに合意して退院となった。しかしこの年齢での環境変化は，受け皿としての地域の支援体制にとって困難な問題であろう。

| 症例66 | 34条（移送入院） |

〈男　36歳　Y県出身・大学入学時より単身生活〉

【受診に至る経過】近隣とのトラブル（大声で怒鳴る・抗議文を配布する）や大家宅への侵入や攻撃めいた電話などのため町内会から保健所・警察に幾度か連絡があった。2年近く前に転居してきた。Y県の両親によれば、本ケースは某大法科卒業後司法試験のため現在まで無職、親からの仕送りで生活しているが、ここ10年近くは受験勉強もせず2～3年おきに転居し、近隣とのトラブルがその理由であるという。両親が訪ねても入室できないでいて「困っています」という。精神科治療歴はない。保健婦・民生委員・町内会・警察で協議、とりあえず電話にて両親の同意を得て34条について検討し、医師を含む精神保健福祉センター職員とも数回自宅訪問を重ね、知事の決定を経て母親同伴の上指定医診察となった。

【往診時の状態】診察の告知をするが非常な興奮状態で母親や職員に殴りかかる。近隣及び国家からの被害・被影響―電波体験などをまくしたてる。自発的入院にはまったく応じないため、精神分裂病の診断で四肢抑制の上、当番病院に移送、入院となる。扶養義務者である母親の同意による医療保護入院で後日母親は保護者に選任された。

【入院後経過】入院数ヶ月で幻覚妄想症状や興奮は鎮静化した。病識は十分でないものの、両親との面会や外出を経て、故郷に帰ることに本人も同意し退院となった。地元にて通院中である。

【ケースワーク上の問題】平成11年の法改訂で、精神障害が明らかで、問題行動が生じ、早急な医療が求められるケースについて、地域での支援を含め、本人の同意がなくても保護者の同意をもって、知事の命令による指定医診察の結果応急指定病院に移送入院させることができるようになった。法自体や受け入れ側の整備の問題もあり、自治体の対応は異なるが、人権には慎重に配慮しながら社会復帰を含め地域との連携が必要である。

VIII. 資　　料

1. 精神科救急と指定医業務
2. 精神科夜間休日救急診療システム
3. 夜間休日精神科救急診療録―医師用
4. 夜間休日精神科救急診療録―看護用
5. 東京都における児童と老人のための相談窓口
6. 医療保護入院のための移送

資料1. 精神科救急と指定医業務

1. 受診申し込み（初診）と外来診察
   ①本人・精神保健福祉法（以下法）でいう保護者たりうる人
   ②法24条（警察官）通報
   ③法29条-2（緊急措置診察）
   ④法33条-4（応急入院診察）
   ⑤民法698条（緊急事務管理）意識障害などで生命に危険がある場合
   →このうち②〜④は即指定医診察である
2. 入院に際して
   ①医療保護・応急・（緊急）措置入院は指定医業務
      診察・説明と告知・診療録への記載と署名
   ②医療保護入院では法33-1か33-2かを明確にすること
3. 行動制限（隔離・身体拘束）の開始及び解除
   ①開始時は指定医診察と告知・診療録への記載
   ②解除時は非指定医診察で構わない
   ③12時間以内の隔離は非指定医で可能
4. 侵襲的〜特殊な治療（電気ショック療法・大量投与・デポ剤）や検査など
   ①本人・保護者に説明し同意を求める
   ②電気ショック療法では文書に基づく説明と同意書が必要
5. 措置及び医療保護入院の退院
   ①措置入院解除は指定医業務
   ②医療保護入院は非指定医で可能

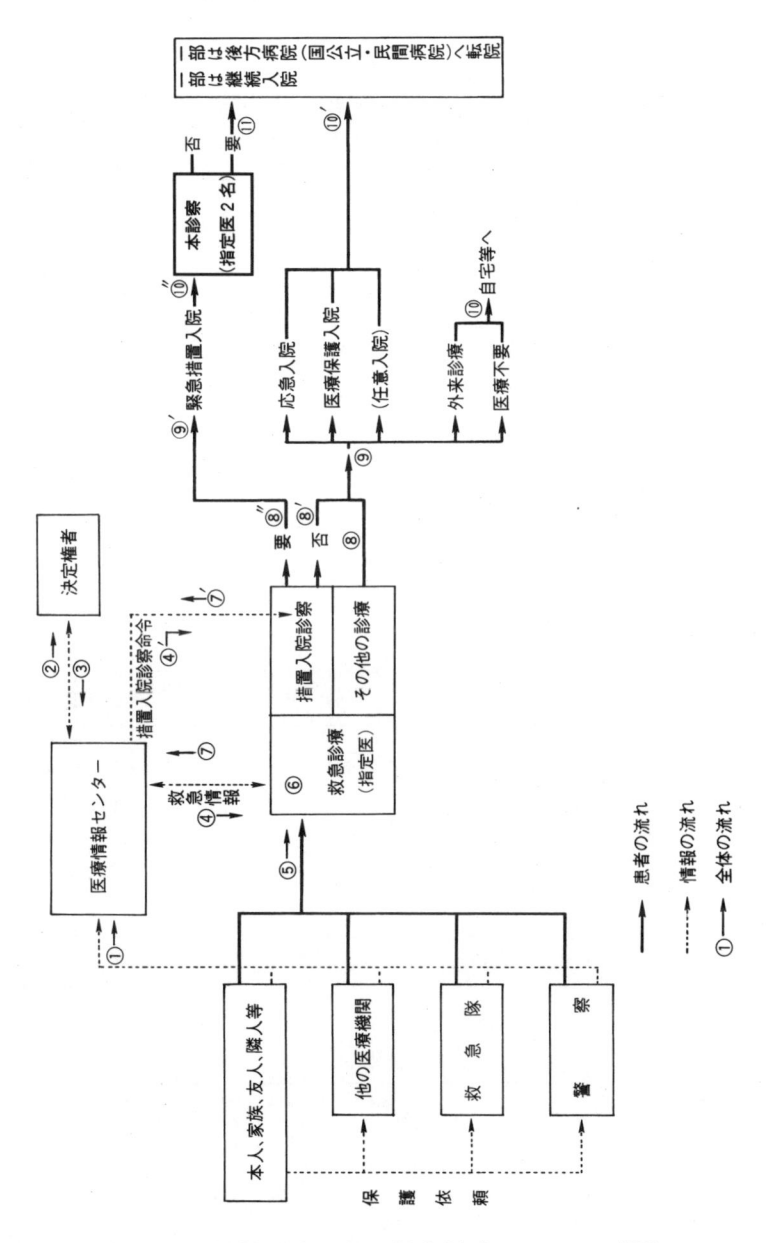

資料2. 精神科夜間休日救急診療システム（例）

168　VIII. 資　料

精神科救急診療録

費用	同伴者	発見者	発見場所	住所	生活状況

1 国本　3 杜本　5 生保　7 措置　／　1 警察　3 単独　5 隣人　7 病院　／　1 本人　3 警察　5 知人　7 他院　9 その他　／　1 自宅　3 他家　5 路上　7 警察　9 他院 11 その他　／　1 ア　3 アパ　5 旅行者　7 単居　／　3 集団生活　
2 国家　4 社家　6 老人　8 目そ　／　2 家族　4 救急車　6 他　8 その他　／　2 家族　4 隣人　6 救急　8 職・学　10 不明　／　2 家族同伴　4 当院　6 その他　10 12　／　2 7 都外　8 不明　／　2 4 家族同居

初診

氏名	明・大・昭・平　年　月　日　才	(男・女)	住所 TEL.

ID □□□－□□□　No. 初・再（　）

保険者名	記号番号	被保険者名	続柄	有効期間 / 資格取得

婚姻：1 未　2 有配偶　3 離　4 死別　5 内縁　6 別居　7 その他　8 ?

学歴：1 義完　2 未完　3 高卒　4 中退　5 大卒　6 中退　7 その他　8 ?

診断名		初診	緊急鑑定・通常診察　H　年　月　日（　）PM/AM　時

職業：1 専・官　2 事　3 販売　4 運　5 単工　6 サービス　7 主婦　8 その他　9 無　10 学　11 ?　12 ?

家族歴, 既往歴, 生活史

....

発病：1 初　2 再　初発年令　　才　今回の事例化　1 当日　2 1〜3　3 4〜7　4 8〜14　5 15〜　6 ?

現病歴

....

治療歴：1 入院　2 無　3 外来　4 無　5 現在通院　6 無　7 ?

現在症	合併身体疾患
	処置

家族歴：1 精神病　2 疑　3 嗜癖　4 疑　5 その他　6 疑　7 (−)　8 ?

診断：1 分　2 躁う　3 て　4 アル　5 覚　6 他中毒　7 老年　8 器症　9 神経　10 薄　11 人格　12 その他

ICD

宗

診察医師名 (アルファベットで記載)

受診経路	当日の処遇　　4. 任意	本鑑定	以後の処遇・転院先
1 案内所（警察，家族，その他（　　　）） 2 直接受診　3 一般救急 連絡先	1. 措置　5. 自由 2. 応急　6. 外来 3. 医療保護　7. 他院 　a. 区長　8. 他科 　b. 家同（保・扶）9. 不医	1 要措置 2 要入院 3 入院外 4 不医療	（　月　日）

資料3.　夜間休日精神科救急診療録―医師用（表）

現在の状態像		
	1	緊張病症候群（1 興奮　2 昏迷　3 拒絶　4 その他　　　　　　　　　　）
	2	幻覚妄想状態（1 幻覚(幻視，幻聴，その他)　2 妄想　3 その他の思考障害）
	3	分裂病等欠陥状態（1 自閉　2 感情鈍麻　3 意欲減退　4 独語空笑　5 寡言　6 その他）
	4	そ　う　状　態（1 行為心迫　2 多弁　3 感情昂揚　4 刺激性　5 その他　　　）
	5	抑 う つ 状 態（1 思考運動制止　2 憂うつ気分　3 不安焦燥　4 心気症　5 その他　6 自殺念慮）
	6	けいれん及び意識障害（1 けいれん発作　2 欠神発作　3 精神運動発作　4 他のけいれん発作　5 不機嫌症　6 アメンチア　7 せん妄　8 もうろう　9 錯乱）
	7	知能障害及び器質的欠陥状態（1 精神遅滞　ア 最重度　イ 重度　ウ 中度　エ 軽度　2 痴呆　3 その他）
	8	人　格　障　害（1 演技性　2 自己愛性　3 反社会性　4 境界性　5 その他　　　）
	9	性的異常行動（1 サディズム　2 マゾヒズム　3 フェティシズム　4 その他　　　）
	10	嗜癖及び中毒（1 中毒症状　2 異常酩酊　3 嗜癖　4 その他　　　　　　　）
	11	そ　の　他（　　　　　　　　　　　　　　　　　　　　　　　　　　　　）
	12	身　体　状　態（1 瞳孔異常　2 言語障害　3 麻痺（ア 全　イ 片）　4 失調　5 錐体外路障害　6 失禁　7 検査所見(脳波異常，異常X線所見，梅毒反応)　8 その他（　　　））

問 題 行 動	
1 殺　人	2 傷　害
3 暴　行	4 脅　迫
5 自殺企図	
6 自　傷	
7 放　火	8 ろう火
9 器物破壊	
10 盗　癖	
11 ぶじょく	
12 強　盗	13 恐かつ
14 無銭飲食	
15 無賃乗車	
16 家宅侵入	
17 性 的 異 常	
18 風俗犯的行為	
19 その他	
（　　　　　　）	

救急パンチカード追加項目
1 -a1) アルコール症既往有　a2) 無　a3) 不明　b1) 来院時飲酒有
　　b2) 無　c) 飲酒歴（　　　合　年）
2 -a1) 覚醒剤常習有　a2) 無　a3) 不明　b1) 来院時使用有　b2) 無
　　b3) 不明　c) 使用歴（　　年）　d) 使用薬物（　　　　　　　）
3 -a1) 最近の栄養摂取良　a2) 不良　a3) 不可　a4) 不明
4 -a1) 向精神薬服薬中　a2) 中断（　　　　前から）　a3) 未治療
5 -a1) 来院時拘束有（簾巻，保護バンド）　a2) 無
　　b) 体格（細長，闘士，肥満型，その他）
　　c) 体温　　℃，血圧　　　　，脈拍　　／分，呼吸数　　／分
　　d) 脱水兆候：口渇，全身倦怠感，全顔部皮膚緊張低下，舌乾燥，
　　　　意識傷害，無尿（バルーンカテ時）
　　e) 他身体的所見：筋硬直，振戦，ミオクローヌス，腱反射異常亢進，
　　　　バビンスキー反射，著しい発汗，流涎，チアノーゼ
　　f) 外傷：擦過傷，打撲，捻挫，骨折，刺傷，WRIST CUT，
　　　　他（　　　　　　　）

医師用（裏）

入院時看護記録

年　月　日　時　分入院　方法(予約・緊急)〔歩行、車いす、ストレッチャー、抱かれて〕

フリガナ 氏　名	男・女	未婚・既婚	M T S H	愛称（　　　） 年　月　日生　歳　月	担当医
現住所				TEL	

職　業 (具体的に)		連絡先	氏　名　TEL　　患者との関係
主　訴			

病　名		T = 　　℃
入院までの経過と現症		P = 　　／分（整・不整）
		R = 　　／分（規則・不規則）
		B.P=右　／　・左　／　mmHg
		普段のBP　　／　　mmHg
		身　長　　cm
		体　重　　kg
		顔貌(普、紅潮、蒼白、黄染、無欲、苦悶、憔悴)
		皮膚状態（乾燥、湿潤、発疹　　）
		浮腫（有・無　部位　　　　）
		咳嗽（有・無）　喀痰（有・無）
		意識（清明、混濁、昏睡　　　）
		血液型（　　型）Rh（　　）
		輸血の既往（有・無）
		HB抗原（　　）
		Wa-R（　　）
		アレルギー性疾患（有・無）
		薬品
		食品
既往疾患		その他
		喘息
		アレルゲン
		痙攣をおこしたこと（有・無）
		高熱をだしたこと　（有・無）

家族構成及び家族歴：祖父（　）祖母（　）父（　）祖父（　）祖母（　）母（　）同胞　本人　配偶者（　）子　歳　〔主に世話をする人〕

都立府中病院　1号紙

資料4．夜間休日精神科救急診療録―看護用（表）

身体障害	言語	難聴（有・無　　　）	伝染性疾患	麻疹	（済・未）予防接種　　歳
	視力	眼鏡、コンタクトレンズ(有・無)		水痘	（済・未）予防接種　　歳
	義歯（有・無）（上、下、一部）			流行性耳下腺炎	（済・未）予防接種　　歳
	運動機能			風疹	（済・未）予防接種　　歳
	その他				
食事	普通食　　　　　　　　　　食欲（有・普・無）		生活習慣等	性格	
	ミルク（母乳・人工・混合・離乳食　　　）			趣味	
	偏食（有・無）好きな食物			宗教	
	嫌いな食物			住宅環境（住宅地・商店街・工場付近　　　　　）	
嗜好品	タバコ　1日　　本			1日のすごし方	
	アルコール類				
	その他				
睡眠	睡眠時間（　　～　　）良・普・不良		その他	服用中の薬	
	不眠の場合の工夫（眠剤　　　　　）				
排泄	排尿　回／日　排便　回／日性状（　　　）				
	おむつ使用（有・無）				
	便秘の場合の工夫（緩下剤　　　その他　　　）				
	最終月経　月／日～　月／日順・不順　閉経　歳				
清潔	洗面介助（要・否）				
	入浴最終日　／　　　洗髪最終日　／				

医師からの説明　（本人）　　　　　　　　　（家族）

病識・理解度

入院によって生じる悩み、不安、希望など
（経済面、家庭面、仕事、入院生活など）

　　　　　　　　　　　　　　　患者・家族・その他（　　　）より聴取　｜サイン

看護用（裏）

資料5. 東京都における児童と老人のための相談窓口

a. 児　童

①**一時保護所の案内**……一時保護所は児童相談所に付属し，保護を必要とするお子さん（おおむね2歳以上18歳未満）を一時的にお預かりするところです。またお子さんのこれからの養育にそなえて，生活状況の把握や生活指導なども行います。　　　　　　　　　　　　　（東京都児童相談所の資料より）
（以下同資料より抜粋）

- 一時保護所では，年齢や成長に応じたしつけや生活習慣が身につくように努めています。また，学齢児は一時保護の間，学校に通えないのでお子さんの学力に合った学習指導を行い，学習の習慣と意欲の向上に努めています。
- お子さんがより良い生活を送れるよう日常生活における身辺処理，対人関係，学習態度，遊びの状態などの把握に努めています。また，必要に応じて医学診断，心理診断なども行います。
- 入所についての相談は，それぞれの地区担当の児童福祉司が窓口になります。
- 衣類，日用品など生活に必要なものは，全て一時保護所で用意します。したがって，金品の持ち込みは，御遠慮ください。
- 入所中の費用は，無料です。
- 児童相談所では，一時保護所入所中におけるお子さんの生活状況などを参考にしながら，退所後の養育についても適切な相談援助を行います。

お子さんの居住地や年齢などに基づき，次の一時保護所のいずれかでお預かりします。

児童相談所名	所在地	電話番号	最寄りの交通機関
児童相談センター	新宿区戸山 3-17-1	03-3208-1121 03-3208-1120(夜)	JR 高田馬場駅又は都バス都立障害者センター前
墨田児童相談所	墨田区江東橋 1-16-10	03-3632-4631	JR 錦糸町駅
足立児童相談所	足立区西新井本町 3-8-4	03-3854-1181	東武大師線大師駅
立川児童相談所	立川市曙町 3-10-19	0425-23-1321	JR 立川駅から市内循環バス北町
小平児童相談所	小平市花小金井 6-47-2	0424-67-3711	西武新宿線花小金井駅
八王子児童相談所	八王子市台町 2-7-13	0426-24-1141	JR 西八王子駅又は京王線山田駅

②子どものショートステイ（東京都某区の資料より抜粋）
　【保護の用件】（親の）疾病による入院・出産・事故など
　【対象】○○区に住所を有する家庭の2歳から12歳までの児童
　【保護の内容】食事その他身のまわりの世話・学習指導
　【費用】生活保護所帯等は免除

b. 老　人

①痴呆性老人精神科専門病棟の利用を希望する方へ
　【この専門病棟は】痴呆性老人に対し，適切な精神科治療及び手厚いケアを，短期間で集中的に行うことを目的とした，痴呆性老人のための専門の病棟です。なお，若年の痴呆の患者さんも利用できます。
　【入院できる方は】著しい精神症状（幻覚・妄想，不安，イライラ，怒りっぽい，せん妄，不眠など）および問題行動（多動，落ち着きがない，徘徊，大声，興奮，不潔行為，まとまらぬ行為など）をしめす痴呆性老人で，手

厚いケアのみならず，積極的な医療が必要と診断された方が入院となります。ただし，寝たきり状態などの患者さんは含まれません。
詳しくは下記のもよりの保健所・保健相談所へお問い合わせください。
　（月曜～金曜9：00-17：00，土日祭は休み）
　　都立精神保健福祉センター　　☎ 03-3842-0946
　　都立中部総合精神保健福祉センター　　☎ 03-3302-7575
　　都立多摩総合精神保健福祉センター　　☎ 0423-76-1111

②その他の痴呆性老人に関する相談窓口
　● もよりの福祉事務所（月曜～金曜9：00-17：00）
　● ぼけ老人てれほん相談（東京都社会福祉総合センター）☎ 03-3269-4167
　● 東京都高齢者相談コーナー（痴呆性高齢者の介護相談）
　　　池袋コーナー　☎ 03-3981-0111 内線 2741-2　月曜 13：00-17：00
　　　渋谷コーナー　☎ 03-3462-3680　月曜・土曜 13：00-17：00
　　　新宿コーナー　☎ 03-3342-2111 内線 2891-2　月曜・木曜 13：00-17：00

③高齢者の方々の宿泊相談センター
東京都高齢者緊急相談センター（都の委託による緊急相談センター）
　● 家族や近所との折合いがうまくいかない
　● 身寄りなく一人暮らしでさびしい
　● いざこざがあるので独りになりたい
　● 老人ホームのことを知りたい
　● 老後が不安で生きがいがない
　● 悩みごとを話す相手がいない

　　┌─────────────────────────────────────┐
　　│ ご利用は…65歳以上（原則として）　　　　│
　　│ 宿泊は…緊急に応じて利用できます　　　　│
　　│ 費用は…相談は無料です　　　　　　　　　│
　　│　　　　宿泊のとき食事代だけいただきます（3食　1,850円）│
　　└─────────────────────────────────────┘

詳しくは福祉事務所までお問い合わせください。

資料6. 医療保護入院のための移送

　平成11年に改正され，同12年4月1日から施行された精神保健福祉法では，その第34条に医療保護入院のための移送について次のように定めている。
1) 都道府県知事は，その指定する指定医による診察の結果，精神障害者であり，かつ，直ちに入院させなければその者の医療及び保護を図る上で著しく支障がある者であって当該精神障害のために任意入院が行われる状態にないと判断されたものにつき，保護者の同意がある時は，本人の同意がなくともその者を医療保護入院させるため，応急入院指定病院へ移送することができる。
2) また都道府県知事は，急速を要し，保護者の同意を得ることができない場合において，その指定する指定医の診察の結果，その者が精神障害者であり，かつ，直ちに入院させなければその者の医療及び保護を図る上で著しく支障がある者であって当該精神障害のために任意入院が行われる状態にないと判定されたときは，本人の同意がなくともその者を応急入院させるために応急入院指定病院へ移送することができる。

東京都における移送の対象者：
　　保健所が，対象となる精神障害者にかかわる相談・指導等を十分に行い，様々な方策を講じても入院させることが困難な場合で，精神保健指定医の診察により，次に掲げる要件のすべてに該当する必要があります。
(1) 精神障害者であること。
(2) 精神障害による病状の程度が重篤であること。
(3) 入院治療によってのみ一定以上の治療効果が期待できること（その入院は単に現在の環境からの一時的な分離や避難を主たる目的とするものではありません。）
(4) 当該精神障害により判断能力が著しく低下しているため，入院治療の必要性が理解できず本人の同意による入院が行われる状態にないこと。
(5) 法第29条による措置入院の要件（自傷他害のおそれ）を満たさないこと。

176   VIII. 資　料

東京都における医療保護入院のための移送フロー図

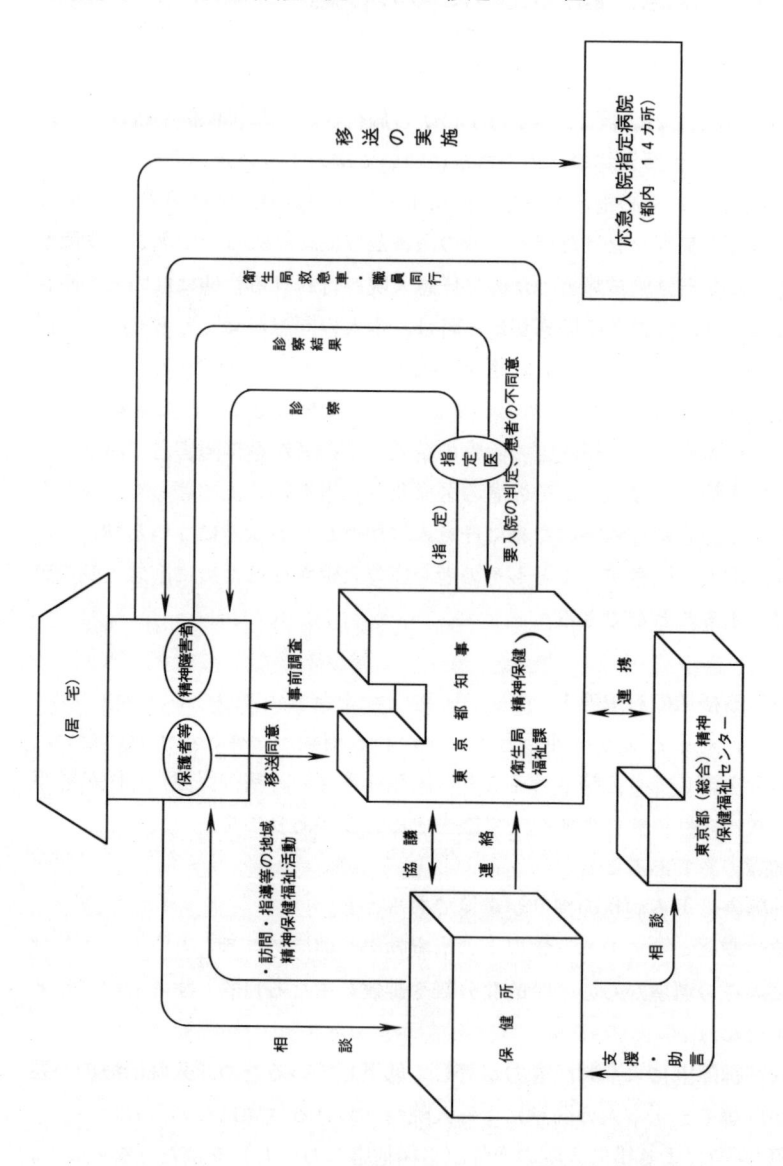

あとがき

　都が夜間休日精神科救急事業をはじめてほぼ4半世紀を経た。その大変な労苦は，今日もなお多くの医療関係者によって引き継がれながら，更なる救急体制のあり方が模索されている。都では本書の前半を占めるハードなケースと共に身体疾患を併発している精神科救急の再整備を図りながら，よりソフトな2次救急や外来対応を主とする初期救急のシステムを立ち上げつつある。

　本書は，我が国初の精神科救急の実践に基づき，かなり遅く腰を上げた厚生省の指導のもと精神科救急が全国の自治体に波及しはじめた機会に企てられた。今回出版社のご好意により，7年ぶりの改訂をむかえたが，この間に編者らの肩書きの変遷が物語るように，ひとりは精神保健福祉センターを経て地域へと，ひとりは入院治療の場にと両極に分かれることになった。しかしながら地域と病院の医療とは，本書がはじめから意図してきたソフトとハードの両面を包含する救急システムに合致する。すなわち，地域ケアと救急医療とは表裏一体の関係にあり，精神科医療を推進する両輪のごとき役を果たすものである。本書でもケース毎に触れているソーシャル・ワークやリハビリテーションを加えると，まさに精神科医療を支える三本柱ということになろう。

　最近WHOから，我が国の精神科医療がいまだに入院中心で地域に展開していないという指摘を受けた。その背景には安易な「収容」医療にもたれかかっている我が国の体質とともに，地域に根を下ろした救急システムが未熟であるという実態がある。何よりも，病める人達の立場にあって，地域と病院の医療・福祉が共通の危機意識とモラルを持って連携することを願うものである。

　今後の精神科救急は，かぎりなく精神科プロパーの領域としてソフトな地域医療の面で発展することが期待されるとともに，ハード面では単なる「精神科」救急を脱皮して身体疾患の併発を含めて対応できる総合的救急医療が必要になることもまた自明である。そうした点で，全面的改訂も考えられたが，本書はもともと臨床現場からの報告であり，臨床という事実は不変であるので，症例はすべてそのままにし，「法」改訂に伴い資料を加筆した程度にとどめた。そのため前回同様本書は種々の職域による共同執筆であることに変わりはない。

　改訂を薦めて下された服部治夫氏に御礼申し上げます。

平成14年3月

坂口正道

編著者略歴

江畑　敬介　*Ebata Keisuke*

江畑クリニック院長，医学博士
1965 年　金沢大学医学部卒
専　門：社会精神医学，文化精神医学
著訳書：「わが魂にあうまで」（訳書，星和書店，1980）
　　　　「精神衛生活動の実際」（分担，金剛出版，1982）
　　　　「救急精神医療」（共著，医学書院，1988）
　　　　「分裂病の病院リハビリテーション」（共編著，医学書院，1995）
　　　　「臨床精神医学講座 S12」（分担，中山書店，2000）

坂口　正道　*Sakaguchi Masamichi*

都立松沢病院副院長，医学博士
1970 年　信州大学医学部卒
専　門：精神病理学，青年期精神医学，救急精神医学
著　書：「躁うつ病」（分担，国際医書出版，1983）
　　　　「分裂病の精神病理 12」（分担，東大出版会，1983）
　　　　「救急精神医療」（共著，医学書院，1988）
　　　　「精神分裂病―基礎と臨床―」（分担，朝倉書店，1990）
　　　　「分裂病の精神病理と治療 4」（分担，星和書店，1992）
　　　　「臨床精神医学講座 3」（分担，中山書店，1997）

　　　　　　　　　　　　　　　追補版 2 刷　2004 年 5 月 31 日
　　　　　　　　　　　　　　　追補改訂版　2002 年 5 月 25 日
© 2002　　　　　　　　　　　　第 1 版発行　1994 年 8 月 15 日

精神科救急診療の実際
―診療・看護・福祉に携わる人のために―

編著者　江畑　敬介
　　　　坂口　正道

定価はカバーに表示してあります

発行者　服部　秀夫
発行所　株式会社 新興医学出版社
〒113-0033 東京都文京区本郷 6-26-8
電話　03（3816）2853
FAX　03（3816）2895

〈検印廃止〉

印刷　明和印刷株式会社　　ISBN4-88002-450-3　　郵便振替　00120-8-191625